自閉症の僕の七転び八起き

東田直樹

角川文庫
21853

自閉症の僕の七転び八起き

目次

本文デザイン　アルビレオ
写真（一一二頁）　柴田和彦

孤軍奮闘 13
どこから来たのだろう 14
僕の自由 16
自閉症者の孤独 18
自閉症で良かったこと 22
ちいさな気づき〈1〉 経過 29

十人十色 31
地味な人と派手な人 32
友達がいないこと 34
不幸だと思うとき 37
ちいさな気づき〈2〉 噂 46

一喜一憂 47

季節が変わるとき 48
顔のしわ 50
旅先で 52
「おしりかじり虫」と「アアア」 55
怒っている人の姿や声 58
好きな運動 60
心のトゲ 62
ちいさな気づき〈3〉仕方ない 64

四苦八苦 65

写真と笑い 66
脳の混乱 69

がんばりシール 71
かっこいい服装 74
言葉をつかう難しさ 76
立ち入り禁止 79
ばんそうこう 81
ちいさな気づき◇4◇笑うこと 83

時々刻々 85

新学期 86
時間に縛られる 88
今日やること 93
記憶 96
ちいさな気づき◇5◇正しさ 99

創意工夫　101

おかずを取り分ける　102
切ったり貼ったり　104
「ちょっと待って」ということ　106
修正　108
無理なこと　110
なめなめ　112
買い物でお金を払う　114
本人に選ばせる　115
ちいさな気づき〈6〉言葉　118

暗中模索　119

冷たいお風呂　120

やめられないこだわり　122
「人の気持ち」と「我慢」　124
亀のような歩み　126
居心地の良さ　128
障害者　131
人に見られたくない　134
ちいさな気づき〈7〉空を飛びたい　136

無我夢中　137

僕の思考　138
絵本　142
「ただいま」「おかえり」　145
気持ちとの戦い　148

門扉　151
パズルの楽しさ　153
ちいさな気づき〈8〉生きていける　155

意思表示　157

わかってくれる人だけ
わかればいいということ　158
本当に話したい言葉　160
みんなの言っていること　163
頑張る　165
感謝の言葉　167
質問内容　169
ちいさな気づき〈9〉感謝　172

人生行路 173

僕が話せなかった頃 174
失敗体験を積み重ねない 176
褒められること 179
僕の考える支援 182
夢 185
どんな人になりたい 187
知るという学び 189
ありのまま 191
世界にひとつだけの花 193
ちいさな気づき〈10〉
すばらしいお父さん 195

一家団欒　197

苦しみ　198
お母さんは太っ腹　200
父のこと　202
家族の一員　204
姉弟　207
母の日　209
文庫版あとがき　213
特別付録 掌編
まばゆいほどの
宝石でつくられた椅子　216

孤軍奮闘

どこから来たのだろう

自閉症という障害は、どこから来たのだろうと考えることがあります。もしかして自閉症は、人類が生み出したものではないでしょうか。何かのバランスがくずれているために、僕たちのような人間が必要だから、生まれて来たような気がしてならないのです。だからといって、僕たちが、このままでいいと言いたいわけではありません。

僕は、自閉症者も完成された人間だと信じたいのです。自閉症者が不完全な人間だと判断する人がいることに納得できないからです。

自閉症者は、大多数の人といろいろなことが、少しずつ違っています。

それは、悪いことばかりなのでしょうか。

自閉症者は、確かにみんなとは少し違うかもしれません。

けれども、どんな人にも心があるように、自閉症者もさまざまな思いを持っています。心は見えないものだということを、もっとみんなが知る必要があると思います。話せる人も、自分のすべてを他人に見せていないのは、恥ずかしいとか、見せたくないという理由だけではないでしょう。

心の中を見せることは、自分自身をさらけ出すことです。

表に出してはいけないというより、そんなことは人にはできないのだと思います。

複雑な感情を持っているからこそ人なのです。

自分の意思だけではどうにもならない思いがあることを、本当は誰もが知っているはずです。

僕の自由

どうして話せないのか、僕はずっと不思議でした。

小さい頃は訳がわからず、ただ悲しいだけでした。小学校時代は、遅れのある子供なんだ、と思うようになりました。中学生になると、どうしようもないことだとあきらめました。

それはきっと、自分の周りに、重度の自閉症者で話せるようになった人がいなかったからです。

僕は、通信制の高校生になり、学校にほとんど行かなくなって、みんなと違うところで、生きていくようになりました。周囲の人の価値観ではなく、自分の頭の中で考えることが、僕のすべてになったのです。普通の高校生のように毎日学校に行かなければいけないと意見する人もいました。たぶん、同じような理由で引きこもりになった人もいるからでしょう。

けれども、僕にとってこの数年間は、自分の意思で生きることについて考えるための貴重な時間となったのです。

人と違う生き方をするには、勇気が必要です。

家族と一緒にいることで、自立が遅れるという見方もありますが、僕の考える自立は、社会の中で自分らしい生き方をすることです。

僕を自由にさせてくれた家族に、今は感謝しています。

自閉症者の孤独

自閉症という言葉には、自分を閉じ込めるという印象があると思います。でも、それは間違いです。

確かに、自閉症者は人と関わるのが苦手ですが、心はいつも、外に開いています。もしも、本当に心を閉ざしていたら、奇声を上げることも、パニックになることもないでしょう。それは、感情が表に出ている証拠です。

心が閉じていても、開いていても、そんなことどちらでも構わないと思う人もいるかもしれません。でも、それでは、だめなのです。自閉症とは心を閉じている障害ではないという事実を、みんなに知ってもらわなければいけないからです。

自閉症者は心を閉じているために、人と関わらないのではありません。開いていくのに、気づいてもらえないのです。

外に出るためには、人の力が必要です。どうか、僕たちに、この社会で生きるための力をかしてください。

話せない自閉症者の孤独について、僕は陽が昇る前の暗闇のようだと、いつも思っています。希望は、すぐ側にあるのに、夜が明けることなど、まるで想像もできないからです。みんなは、話せない自閉症者がどれだけ孤独か、きっとわかっていません。考えてみれば、人は生まれてから死ぬまで、誰もがひとりなのです。すべての時間や思いを共有できる人など、存在しません。

他の誰かとつながることで、自分はひとりではないと思い込むのではないでしょうか。そういう点から考えると、話せない自閉症者は、最も孤独な人になります。しかし、もともと人は孤独なものだと割り切ることができるのであれば、それほど特別な存在ではないのかもしれません。

孤独な人にも、思い出は平等に残ります。

言葉でうまくつながれなくても、人を愛したり、人から愛されたりした経験は、その人の心の中に大切な記憶として、刻まれるでしょう。

自分が本当に孤独だったのかどうかは、死ぬときわかるのではないかと、考えています。

話せない自閉症者は、誰とも心を許し合うことができないと、心配している人もいるでしょう。

話せないのだから、胸の内をわかってもらえないのは仕方ないことです。それは悲しい現実ですが、それほど悲観することもないのではないでしょうか。なぜなら、心の中にも友達はつくれるからです。自分であって自分ではない人間が、心の中にすんでいるのです。僕はまるで、親友のような自分に楽しいとき、悲しいとき話しかけます。

だからこそ、自分のことを嫌いにならないでほしいのです。自分のことを嫌いになったら、心の親友も失ってしまいます。理想の自分には、ほど遠いと感じている人が、自分を好きでい続けるのは難しいことです。

話せない自閉症者に「あなたのことを好き」と伝えてあげてください。人から好きと言われることで、自分でもずっと自分を好きでいられると思います。

誰でも辛いのは、誤解されたとき、自分で弁解できないことではないでしょうか。

周りの人は、気持ちが伝えられなくて、どんなに辛いだろうということについては考えてくれますが、言い訳できないことについてはどうでしょう。

本当は、やりたくないのにやってしまう、言いたくないのに声が出る、謝りたいのに謝れないなど、自閉症者の言動は、誤解されてしまうことだらけです。

弁解できない状況ほど、苦しいことはありません。自閉症者は変わった言動をとるかもしれませんが、みんなと違う種類の人間ではないと思っています。

善い人間だと信じて接してほしいのです。どうしようもない奴だと思われていると、それは本人にも伝わります。

周りの評価で、その人の価値というものは、決まってしまうのではないでしょうか。

人の心を育てるのは、愛情です。

自閉症で良かったこと

これまで自閉症であるために、いろいろな苦労もしてきました。それは、この社会のほとんどの人が、定型発達といわれる普通の人たちで構成されているからではないでしょうか。

そのために、僕が普通の人たちを、ただうらやましがっていると思われるかもしれませんが、そんなことはありません。今では、自閉症で良かったと思うこともでてきました。

僕が、そう考えられるようになったのは、ふたつの理由があると思います。

ひとつは、自閉症である僕を家族が否定しなかったおかげです。両親は僕を障害児だと決めつけず、長所を伸ばそうと努力してくれました。

自立に向けての練習は大切です。大人になるためには、誰にでも必要なことで、自閉症という障害をなくすためのものではありません。僕が自閉症である自分を好きになれたのは、両親が今までの自閉症の固定観念に縛られることなく、僕に合った教育をしてくれたからでしょう。

もうひとつは、自己決定できるようになったことがあげられます。自分を大切にするために、自分のことは自分で決められる。それが、とても重要ではないでしょうか。

両親が僕の気持ちを、いつも一番に考えてくれたおかげで、僕は自分に自信が持てるようになったのだと思います。

僕は「自閉症だから」と言われると、ちょっと悲しい気持ちになります。

自閉症という言葉には、良くない印象があるからではないでしょうか。そのために、自閉症の人たちの立場が、一層悪くなっている気がするのです。

確かに自閉症者が、この社会で生きていくのは大変です。しかし、大変だということが、そのまま不幸ではないと思います。

自閉症だと聞いて、同情されるのはなぜでしょう。

それは社会の中で、自閉症者が幸せに生きているイメージが少ないからだと感じています。

自閉症であることは、悲しく辛いと思われている社会で生きていかなければならない、そのこと自体が、自閉症者を不幸にしているのではないでしょうか。

僕も昔は、自閉症でなければ良かったのではないか、そう思っていました。しかし、今は違います。自閉症と僕を切り離して考えることはできません。なぜなら、僕が自閉症でなければ、きっと今の僕ではなくなるからです。自閉症でない僕は、外見は同じでも、物の見方や考え方が全く違う別の人間になってしまいます。

自閉症でなくなるのは、病気で歩けない人が、歩けるようになるみたいに、悪いところが治ることではありません。おそらく自閉症者は、脳の仕組みそのものがみんなと違うのです。

もし、あなたが今のあなたでは都合が悪いから、治療されるとしたらどうでしょう。

症状を軽減するための薬ではなく、今までのあなたの存在そのものを根底から変えてしまうような治療です。これまで、あなたが美しいと思っていたもの、大事にしてきたものが、すべて無意味になってしまうのです。

普通になれば、もっといいものがある、これで人に迷惑をかけずに生きられると、みんなは言うでしょう。現在、自閉症で苦しんでいる人にとっては、夢のような出来事だと思います。僕は、それを否定しているわけではないのです。

みんなと違うせいで人格までも否定されるのは、おかしいと思うのです。

自閉症であるために、僕は苦しんでいるのではありません。苦手なことを練習するのも、当たり前だと考えています。辛いのは、普通の人たちが簡単にできることが、なかなかできるようにならないからといって、怒られたり責められたりすることです。そのたびに僕は、自分はなんて悪い子なんだろう、価値のない人間だと思い知らされます。

自閉症といわれる人たちの脳の仕組みにも、良いところがたくさんあるはずです。それを、まだみんなが気づいていないだけではないでしょうか。

もし、世の中の人たちが、治療という面ばかりではなく、自閉症者の脳の仕組みそのものに関心を持ってくださり、どのようなすばらしさがあるのか研究が進めば、自閉症者は自閉症であることに、誇りが持てると思います。

必要なのは、生きる希望です。どんなに大変な毎日でも、希望があれば生きられます。

僕はこの世に生まれて、楽しいことや嬉しいことを、たくさん経験させてもらいました。自閉症という障害を抱えていても、僕のことを好きでいてくれる人たちのおかげで、笑顔で暮らせる環境を有難いと思っています。

もし、僕が普通だったら、自閉症の人に対して、人間として対等に接することができたのだろうかと考えることがあります。

こんなにも、生き辛さを抱えた人たちの見えない心を探り、どうすれば今より充実した日々を送れるのか、自分のことのように考えることができたでしょうか。

世の中に障害者が存在するのは、何か理由があると思っています。

僕たちを見捨てずに一緒に生きようとしてくれる人たちには、愛があふれています。この愛こそが、人類がこれからも生き残っていくための鍵に違いありません。

たとえ、自己表現できなくても、知能が低くても、愛は伝わります。自分が大切にされているという実感は、生きる希望につながります。

どんな人の人生も尊いからこそ、みんなで助け合って生きようとするのでしょう。

人から助けてもらうことが多い僕ですが、助けてくれた人が笑顔でいてくれると、とても嬉しいです。人に優しくされるたび、また明日から一生懸命に生きていこうと思えます。そして、少しでも家族や社会に貢献できるよう頑張ろうと努力するのです。

僕が答えられなくても、質問してくれたり、意見を求めたりしてくれる人がいるから、何をどうしたいのか考えることができます。どんなふうに生きることが自分にとって幸せなのか、悩み選択できるのは幸福なことです。

僕は、自然が好きだったり、文字や数字に関心があったり、人が興味を示さないものに惹《ひ》かれることがあります。それが、自閉症という脳の仕組みから現れているもので、普通の人にはそのすばらしさが理解できないのだとしたら、自閉症で良かったと思えるくらい、自閉症の世界は普遍的で美しいものです。

こだわりやパニックなどの問題行動は、治していかなければなりませんが、僕は治らないことを悔むより、行動のコントロールが少しずつでもできるよう、挑戦し続けたいです。

自閉症で本当に良かったと思える人生を歩むことが、これからの僕の目標です。

ちいさな気づき〈1〉経過

結果がすべてではなく、
経過が大事だという人もいます。
それは、目標に向かって、
どのような行動をとったかという以上に、
どんな気持ちでいどんだかが、
重要だからではないでしょうか。
必ずできるようになると信じる思いが、
誰かを救うのかもしれません。

十人十色

地味な人と派手な人

世間には、地味な人と派手な人がいます。見た目を気にするのは、かなり個人差があるのではないでしょうか。

僕は洋服や髪型などには、ほとんど興味はありませんが、自分の言動が、人にどう思われているか不安になることはあります。

外見が気になる人は、みんなの中で目立ちたかったり、逆に目立ちたくなかったりと、自分がどんなふうに人の目に映っているのか知りたいのだと思います。

僕の場合は、見た目が素敵だとか、個性的かなど、人からどう見られているかという以上に、周りの人に迷惑をかけていないか、誰かを嫌な気持ちにさせてないか心配で仕方ないのです。目立ちたい人が、正直うらやましいくらいです。

僕の目立ちたくないという思いは、地味な人の気持ちと似ているのかもしれません。

何とかみんなになじもうとして努力しますが、結果として逆に目立ってしまうことがあります。

おかしくないかな、変に思われないかなと気にはなるものの、どうすればいいのかわかりません。結局、いつも通りの自分でいるしかないのです。

見た目は目立っているかもしれませんが、僕は見かけより小心者です。

友達がいないこと

学校教育では、友達がたくさんいるのがいいことだと教えられます。しかし、中には友達をつくるのがへたな子もいます。

自閉症者は、人との関わりが苦手なために、友達があまりいない子も多いのではないでしょうか。そんな子の中には友達にからかわれたり、いじめられたりする子もいるでしょう。

いじめる方は、軽い気持ちなのです。おもしろいから、いじめているだけなのです。いじめられている子に、それくらい我慢しなさいという人もいます。社会に出たら、もっと嫌なことがあるよと、さとす人もいます。

けれども僕は、いじめられる練習など必要ないと考えています。社会に出るまでにしなければならないのは、不必要な我慢を覚えることでもないと思っています。それで、どんなに傷つくかは、本人にしかわかりません。いじめられて大人になることが、どれくらいみじめで辛いことなのか、いじめられたことのない人にはわからないでしょう。

友達づくりを強要するのは、やめてほしいです。

無理をしなくても、お互いが自然に尊重し合い、支え合うのが友達ではないでしょうか。たとえ、友達がいなくても、誰もが人生の主人公です。

友達がいないのは、恥ずかしいことではありません。自分らしい人生を歩むことこそを目標にしてください。

僕は「障害者だから」という考え方は好きではありません。しかし、そのこととは別の問題として、障害者の中には、ひとりで生きていけない人がたくさんいるのも事実です。

社会は障害者も受け入れてくれる場所です。それは、本当かと聞かれると本当だし、嘘だと言われると嘘なのかもしれません。

人は、能力だけで評価されるものではありません。一生懸命に生きている姿を知ってもらうことで、人としてのすばらしさをわかってもらえます。

人としてのすばらしさは、感動を呼びます。多くの人に、生きる価値や、命の尊さを教えてくれるからです。

障害者自身は、障害者だからという理由で、やさしくされたいとは願っていないのではないでしょうか。

誰もがいずれは高齢になり年老いていきます。病気や障害は人ごとではありません。

一人の人間としての存在価値は、どんな人も変わらないと思うのです。

不幸だと思うとき

僕が、自分自身を不幸だと考えていたのは、小学生のときでした。自分のことを誰もわかってくれないと思っていたからです。母だけは僕の味方でしたが、それは味方であって、僕の苦しい気持ちを解消する助けにはなりませんでした。僕は普通学級に在籍していたので、自分だけがみんなと違うと感じていました。どうして僕だけ話せないのだろう、なぜ、僕だけやれないのだろうと、苦悩するばかりでした。僕が一生かかってもできないことを、みんなが軽々とやっている姿を見るたび泣きたくなりました。小学五年生まで普通学級に在籍しましたが、心身共に疲れ果て、逃げるように特別支援学校に転校したのです。

そこで、本来の自分を取り戻すまで四年かかりました。

僕は、それまで特別支援学校の授業を見学したことがなかったので、最初は普通学級とのあまりの違いに驚きました。

なぜ、僕はここにいなければいけないのだろうと思う気持ちもありましたが、普通学級では考えられない先生や友達のやさしさは、自暴自棄になっていた僕の心を救ってくれました。特別支援学校では、僕は問題児ではなく、普通の生徒でした。僕よりしっかりしている子も、大変そうな子もいました。

僕は、そこで初めて、世の中には障害を抱えながら生きている子供たちが大勢存在することを知ったのです。

特別支援学校では、ありのままの自分でいることができました。

僕にとって学校は、勉強するところではなく、自閉症としての自分を見つめる場所になりました。学校では、ほとんど何もしなくていいような時間が流れていきました。

障害の特性に合わせた授業といっても、実際はさまざまな個性の子供がいるので、先生方は日常生活の面倒をみるだけでも手一杯な感じでした。それでも、学校の友達は、あまり不満もなく、楽しそうに生活しているように見えました。

考えてみれば、特別支援学校には、小学校一年生のときから在籍しているか、僕のように普通学級や支援学級より、この学校の方が合っていると思われて転校した生徒が通っていたはずです。子供たちは、特別支援学校が自分の居場所だと感じていたのでしょうか。

特別支援学校は、確かに障害のある子にとって、居心地のいい場所でした。いじめられることもなく、必要以上に叱られることもありません。僕は、ここで人から大切にされることの重要性を学んだと思います。

誰でも、人として生きていく権利を持っていること、障害のあるなしにかかわらず、人は幸せになれることを実感したのです。僕は特別支援学校で自分なりの幸せを見つけ、将来はこの学校の高等部に進学し、地域の作業所で一生懸命に働けばいいのだと、考えるようになりました。自分の居場所はここだったのだ、僕は重度の自閉症なのだから、なるべく人に迷惑をかけないようにしながら自分のできることを増やし、自立に向けて努力しなければいけない、そう決心しました。以前通っていた普通小学校での思い出も、遠い過去のような気がしていました。

特別支援学校には、僕と同じ自閉症の子供たちもたくさんいました。町を歩いていても、めったに自閉症者に会うことはなかったし、地域の小学校にも自閉症の子供はいなかったのに、この特別支援学校には、ひと目で自閉症だとわかる子供が何十人も通っていたのです。

それが、何を意味しているのか、その頃の僕にはわかりませんでしたが、僕のような子は、この学校でなければいけなかったのだと思い知らされたような気がしました。正直、悲しくもなければ、寂しくもありませんでした。これが、僕の運命なのだと思いました。

僕は、自閉症であることを、それほど嫌だと思ったことはありませんでした。自閉症である自分しか知らないわけですから、当然のことかもしれません。僕が自分のことを嫌いにならないのは、自閉症であることとは直接関係ないと思います。みんなとの違いを感じながらも特別支援学校で学び、将来は作業所で頑張ろうと考えたのは、自分自身を嫌いにならなかったからでしょう。それなのに僕は、中学部卒業後、通信制高校に進学し、今は作業所にも行かず、作家として活動しています。

　その理由は、僕の心に、大きな変化が起きたせいです。

　僕は、自分の人生を人に選択してもらっているのではないか、と考えるようになったのです。

　僕が自閉症であることと、自分の人生をどう生きるのかということは、別の問題ではないのか。本当にやりたいことは何だろうと自問自答するようになりました。僕は、誰のために特別支援学校の高等部や作業所に行こうとしているのか。それが、本当に自分のためなら、なぜ嬉しく感じないのだろう。

　特別支援学校では、多くのことを学びました。自閉症者としての自分を取り戻せたのは、この学校のおかげです。しかし、ここで一体、何をしているのだろうと思う自分がいたのも確かなのです。

　僕は、逃げているのではないか。

　誰かにとって必要な場所が、僕にとっても必要な場所ではなかったことが、初めてわかりました。

僕は、普通学級にいたときのことを思い出しました。

ひとりでできないことが多く辛い思いもしましたが、勉強も運動も、能力の限界まで、頑張っていました。結局は、努力し続けることに疲れてしまいましたが、そこには確かに、同世代の子供たちと共に泣き、笑い、怒っていた僕がいたのです。

普通学級は、この社会の中で生きるとはどういうことかを教えてくれる貴重な場所でした。僕は小学生の頃、そのことに気づけなかった自分に対して、後悔の気持ちでいっぱいになりました。

学校は、いつかは卒業しなければいけない場所です。それなのに、どうして障害のある子を、分けて教育しようとするのでしょう。誰の目にもふれていない僕たちを理解してほしいと望むこと自体、難しいような気がします。

僕は、普通の学校と特別支援学校の両方に通ってみて、それぞれいいところがあることがわかりました。けれども、それは障害のある子だけ別に教育する理由にはならないと思います。特別支援学校でやれることが、どうして普通の学校でできないのか不思議でなりません。同じ勉強をすることは無理かもしれませんが、一緒の学校で学ぶことはできると思います。

普通の学校では、人権のことや、共生についても学びました。それなのに、学校はみんな一緒に生きることを実践していません。

障害者にとって必要なのは、できないことの練習だけではないと思います。本当に必要なのは、この社会の中で、自分の生きる意味を探すことではないでしょうか。

誰にも自分のことをわかってもらえず、ひっそりと生きている人がいること、障害のためにいろいろなことを我慢しながら、生活している人がいることを知ってほしいのです。なぜなら、人は人を見て、自分をかえりみるからです。

僕たちは、かわいそうだとか、気の毒だと思われたいわけではありません。ただ、みんなと一緒に、生きていたいのです。

人がお互い切磋琢磨《せっさたくま》しながら生きている姿はすばらしいと感じます。僕たちは普通の人たちのように、生産的な活動や人の役に立つ行動はあまりできないかもしれませんが、一生懸命に生きています。

障害者は隠れるようにして、生きていかなければいけない存在なのでしょうか。

不幸なのは、自分の意思ではなく、分けられてしまうことです。

もし、障害者が、分けられ続けなければいけない存在であるなら、僕たちの生きる価値はないでしょう。

僕は、障害者の生活をもっと良くしてほしいとお願いしているわけではないのです。普通の人だって、必死で生活しているのはわかっていますし、そういう方たちのおかげで、毎日暮らしていけることにも感謝しています。

みんなが障害者を見て、何を思うのか、障害者がみんなを見て何を思うのか、一緒にいてこそ、わかることもあるのではないでしょうか。

僕たちの生き方が、普通の人たちの価値観に影響を与えることも、きっとあります。助け合いは、物質的な面ばかりではありません。人は、食べて寝ることだけ満たされても、生きていけない動物だからです。

僕が、特別支援学校の高等部に進学しなかったのは、ひとりの人間として、将来の進路を自分で決めたかったからです。もちろん、それには責任も伴いますし、現実はそんなに甘くはないでしょう。それでも、僕は、自分の人生を生きるための一歩を踏み出しました。

作業所が悪いと言っているわけではありません。どの人の人生も尊いものです。だからこそ、囲い込むだけではなく、障害があっても多様な生き方を認めてもらいたいのです。

僕は、障害者もみんなの中で生きることで、もっと成長すると考えています。障害があっても夢を叶えたいと願っている人は、たくさんいるはずです。

みんなの未来と僕たちの未来が、どうか同じ場所にありますように。

ちいさな気づき〈2〉噂

どこかで自分の噂をされているというのは、
何だか嫌な気分です。
知ってしまえば、
知らなかったときに戻ることはできませんが、
知ったからといって、
自分にマイナスになるとは限りません。
噂が悪いのではなく、
それを自分の力でどう生かせるのかが、
重要なのだと思います。

一喜一憂

季節が変わるとき

季節はゆっくりと移り変わっていくと考えている人もいますが、僕にとっては、ある日突然、起きた出来事です。それは、まるで絵本の一ページをめくるような感じに似ています。

まったく前ぶれがないわけではありません。人の服装や空の色、お日様の輝き方などで、変化を感じることができます。

僕は、クイズの答えが解けたように、その季節を象徴するものが現れたとたん、次の季節になったことに気づくのです。今ではわくわくしながら、その日が来るのを待っています。

先のことがわからなければ、不安になるのは確かです。不安が楽しみに変わるのに、僕には長い時間が必要でした。

先の見通しがつかないために、落ち着かない人もいます。僕もその一人です。

けれど、僕はすべてを知ることを望んではいません。

どんな生き方を選択するかは、人それぞれでいいのではないでしょうか。

「正しさ」が、人の生き方を決めるのではありません。その人の生き方を見て、人は「正しさ」を知るのでしょう。

顔のしわ

先日、ふと鏡を見て、僕は身動きできなくなってしまいました。そこに、僕ではない人の顔が映っていたからです。

僕は（どうして、この人が鏡に映っているのだろう）としばらく見続けていました。すると、母の笑い声が聞こえてきました。

「おでこに『しわ』をつくっているから、おじいさんみたいになってるよ」

僕は、驚きました。気がつかないうちに、おでこに力が入っていたみたいです。母の言う通り、僕の額には三本の横じわができていました。

鏡を見ていた僕は、額にしわがあったために、自分の顔だと気づかなかったのでしょう。

僕は、人の顔を見分けるのが苦手ですが、まさか「しわ」ができたくらいで、自分の顔までわからなくなるとは思いませんでした。見ることと、見分ける力は、別の能力だということを改めて感じました。見るだけなら、目が見せてくれる映像をながめていればいいのです。見分けるためには、それが何かを認識し、自分で判断しなければいけません。自分の顔でさえ、少しの違いでわからなくなります。

僕の脳は、変化に対応するのが苦手なのでしょう。誰にでも勘違いはあると言われるかもしれません。理由がわかればほっとするのは、自閉症者も同じだと思います。

旅先で

僕は、いろいろな所に出かけるのが、大好きです。でも、喜んでいることを、一緒にいる人にわかってもらえないときがあります。

心の中では喜んでいても、初めての場所で自分の行動がイメージできず、大騒ぎしたり、些細なことでも感動し過ぎて泣いたりするからです。

普通の人は、言葉でも自分の気持ちを説明できるので、喜んでいるか嫌がっているかで誤解されないと思います。

僕は、こういうとき、とても悲しい気持ちなのです。そのせいで、周りの人に迷惑をかけたり、一緒にいる人を嫌な気持ちにさせたりすると、絶望的な気分になります。連れてきたことを後悔しているのではないか、もう二度と外出できなくなるのではないかと心配になるからです。

母は、僕の気持ちを知っているので、周りの人たちに謝りながらも、常に笑顔でいてくれます。「楽しかったね」「また行こうね」と、僕に言ってくれます。失敗ばかりしていた僕でしたが、ホテルに泊まることや、初めての場所にも少しずつ慣れてきたと思います。

旅行に行けることは、僕にとって最高の楽しみです。それは、いつも見られない風景に出会えるからです。目にする景色が違うだけで、まるで生まれ変わったような気持ちになれることがあります。

障害があると、旅をするのも大変かもしれませんが、ぜひ、連れて行ってあげてください。

旅をすることで非日常を体験できます。

たまには気分転換が必要なのは、みんな同じです。いつもと違う環境のために混乱しても、ひとつずつ解決することで、見えてくるものがあります。

予想外のことが起きた際、誰かがどうにかしてくれるとは限りません。自分でも何とかしようと必死に考える。このときに、思いのほか成長できるような気がします。

僕は旅を通し、新しい出会いをしたり、人の優しさに助けられたり、人生のすばらしさに気づかされました。自分の過ごしている世界が、この世のすべてだという思い込みが、自分の物の見方を狭くしているのだと知りました。

世界は広いという事実が、人に勇気を与えてくれることもあるのではないでしょうか。

「おしりかじり虫」と「アアア」

以前「おしりかじり虫」という歌が流行りました。僕は、その歌を最初に聴いたとき、とてもびっくりしたのを覚えています。なぜなら、お尻にかじりつく虫がいるのかと思ったからです。僕の他にも、同じように考えた子供がいたかもしれませんが、多くの子供たちは、おしりかじり虫というキャラクターの姿や動きが愉快で、笑っていたのでしょう。

僕が、おもしろいと思っていたのは「おしり」と「かじる」と「むし」という単語の組み合わせです。どう考えても、この組み合わせは、おかしいです。思いつかない予想外な組み合わせだからです。おしりかじり虫という言葉を聞くたび、どうしてこんな言葉ができたのか、おもしろくて僕は笑っていました。

僕が、この歌を気に入っているとわかると、周りの人は、他の子供にするようにおしりかじり虫のイラストを描いてくれたり、おしりかじり虫のぬいぐるみを持ってきてくれたりしました。僕が、それにはあまり関心を示さないので、みんなは不思議そうでした。何に興味があるのか、昔は、うまく説明できなかったせいで、僕の気持ちをわかってもらうのは難しかったです。

僕は話そうとすると頭が真っ白になってしまうため、その場にあった言葉はなかなか言えませんが、何か伝えたいときには、たまに「アアア」と言えるようになりました。

僕が「アアア」と言うと、家族は何が言いたいのか、わかってくれます。その際、言いたい言葉を、口で話せるように練習もしています。赤ちゃんがおしゃべりを始める前にも、同じような時期があると母が教えてくれました。

小さい頃は、自分が話したくても、僕がそう思っていることさえ伝えられなかったので、この「アアア」は、すごい進歩なのかもしれません。考えてみると「アアア」と言っているときは、話すことをあまり自分では意識していないような気がします。僕がオウム返しで相手の言葉を繰り返したり、パターンとしていくつかの言葉をつかったりするときの感覚とは違うのです。普通の人が、自然に話す感覚に近いのではないでしょうか。

怒っている人の姿や声

人が注意されるのを見たとたん、パニックになる自閉症者もいます。

パニックになるのは、だめな自分を責められている感覚になるからではないでしょうか。

強いトラウマ体験を受けた場合に、後になってその記憶が、突然かつ非常に鮮明に思い出されるといわれているフラッシュバックとは違います。自分が怒られていると、勘違いしているわけでもありません。怒られている人を助けられないとか、その人に同情する気持ちから、怒っている人の声を聞いていられないという心境でもないと思います。注意されている人が、どうして怒られているのか、その原因も関係ないような気がするのです。

誰かが怒られている様子を見て、反射的にパニックが起きる。

もしかしたら、怒っている姿を見たり、怒る声を聞いたりしただけで、視覚や聴覚が刺激されてしまうのかもしれません。感情とは関係なく、身体が反応してしまうのでしょう。

その結果、実際には誰からも責められていなくても、責められているときと同じような感覚に陥り、苦しくなってしまいます。怒られているわけでもないのにパニックになり、自分に嫌気がさすのです。

好きな運動

僕は、跳びはねるからといって、トランポリンが特別好きなわけではないです。特別支援学校時代は、トランポリンが学校にあったので、僕も時々やっていました。

僕は、跳びはねたいわけではなく、跳びはねてしまうのです。トランポリンをやったからといって、跳びはねる行動自体には関係ないと思います。もちろん、トランポリンが好きな子には、いいでしょう。けれども、自閉症の子イコール、トランポリンという考え方は、少し違うのではないかと感じています。

僕はスポーツもできません。しかしたとえば、野球は無理でも、キャッチボールなら、へたでも楽しいです。バドミントンも、とてもうまいとは言えませんが、一回でも打てると嬉しいです。それが、好きな運動ということではないでしょうか。

以前はバドミントンのラリーが続いても、いつ終わるのかわからないのが嫌だったので、回数や時間を決めて打ち合っていました。だから、もっとやりたくても、途中でやめなければならなかったのです。僕にとって重要なのは、自分の気持ち以上に、終了時間通りに終わることだったからです。

ある日、久しぶりだったせいか、始める前に回数や終了時間を決めることを忘れてしまいました。しばらくして一緒に遊んでいた人から「あれ、今日は回数とか気にしていないね」と言われ、僕もそのことに初めて気づき、自分でも驚きました。

終わりは、バドミントンの羽根が切れて使えなくなったときでした。

僕は、またひとつ、自由を手に入れたのです。

心のトゲ

小さかった頃は、あきらめなければみんなに追いつけると思っていました。けれど成長するにつれて、障害を抱えているために、どんなに頑張っても、他の人のようにはできないことがあるということが、わかってきました。

それがわかったために心がぺちゃんこになった思い出は、今でも僕の心にトゲが刺さったように残り、消えたわけではありません。

この心の傷は、もう治せないと思っていました。過去は、どうにもならないことだからです。でも、今の僕がひとつずつリベンジすることで、ずいぶん気持ちが楽になってきました。その頃できなかったことも、今ならできることがあります。

僕は、幼稚園の頃に泣いていた僕を、助けたかったのです。

他の人には、わからなくても、僕がどんなに辛かったか、僕自身が一番よく知っています。たいしたことではないと人になぐさめられても、僕には一大事だったのです。

今なら、人がどうして、たいしたことではないと言ってくれたのか理解できます。

あの頃の僕を見守ってくれていたみんなの気持ちを、自分勝手な思い込みで誤解していたことにも気づきました。思い出を修正することができたのでしょう。

僕の心のトゲが、一本抜けて、本当に良かったです。

ちいさな気づき〈3〉仕方ない

過ぎてしまったことは、仕方ないことですが、
仕方ないと思えるようになるためには、
心が成長しなければいけません。
ようやく僕も少しずつ、仕方ないと思えるようになってきました。
普通の人にとって、「仕方ない」は、
あきらめの言葉かもしれませんが、
僕にとっては希望につながっています。
仕方ないと思えないから、こだわったり、
パニックになったりしていたのです。
僕の仕方ないは「それでもいい」という、
未来につながる言葉です。

四苦八苦

写真と笑い

僕は、写真が苦手です。なかなかカメラを見ることができません。「カメラを見て」と手で合図されても、言われたところを見ることができないのです。

なぜだと思いますか?

僕は「カメラ」という言葉を聞いたとき、自分の頭の中で「カメラ」のイメージを再生し、実物のものと一致させようとするからです。

僕の頭の中に具体的なカメラの映像が浮かぶわけではありませんが、「カメラ」という言葉にマッチしたものを、見える景色の中から探そうとします。「あれでもない」「これでもない」という感じです。カメラが何かは、わかっているのに、目の前にカメラがあっても、それは僕の探している「カメラ」ではなく、他の道具と同様に、ひとつの物になってしまうのです。そのせいで、カメラに視点を合わせるのが難しいのだと思います。

そのうえ「笑って」とか「顎を引いて」「手はお膝」など指示されると、何が何だかわからなくなってしまいます。


僕は誰かが笑っていても、一緒に笑うことが、なかなかできません。おかしくないから笑わないのではなく、どちらかというと笑えないのです。

自分が笑う前に人が笑っていると、その人のことが目に入ったとたん、笑うのを忘れてしまいます。他の人の笑い顔に見入ってしまうからです。見ていないときには、笑い声に聞き入ってしまいます。すると今度は、自分が笑いたかったことを忘れてしまうのです。

みんなが笑っているときに、ひとり笑えないのは取り残されたような気分です。それ以上に寂しいのは、一緒に笑えないために、僕にはみんなと同じような感情はないと決めつけられることです。

また、相手が怒っている表情が、いつもと違うとき、おかしく感じてしまいます。僕は、その表情をもう一度見たいと思い、怒られているのに笑ってしまうことがあります。印象に残り過ぎる叱り方は、逆効果になります。

僕のようなタイプの自閉症者に、小さい頃、怒られている意味を、わからせるのは難しいのではないでしょうか。なぜなら、悪いことをした場面と、怒られている場面がうまくつながらないためです。

人によって違うと思いますが、僕は悪いことをしたら、そのときに淡々と注意するのがいいのではないかと考えています。

脳の混乱

大雪の日、僕は東京に行く予定でしたが、乗っていた電車が止まったため、目的地までたどり着けないと母が判断し、引き返すことにしました。そんな状況は初めてだったので、僕は焦りました。

母の提案通り、帰った方がいいのはわかっていました。しかし、すぐには納得できませんでした。急な予定の変更に対して、僕は自分の脳を納得させなければならないからです。気持ちに折り合いをつけるための工夫が必要なのです。帰れなくなったら、もっと困る、またいつか行けるなどと、自分に言い聞かせることではありません。このときのような場合なら、頭の中で目的地を書き換える作業を行います。なぜなら、電車に乗ることと、目的地での行動は、僕には別の出来事だからです。

もちろん、行けないことは残念ですが、僕の脳がこだわっているのは気持ちの問題ではなく、目的地の駅名を自分の目で確認できないことなのです。

僕はパニックにならないよう、脳が記憶しているその駅名を、引き返すために途中下車した駅名に変えなければいけません。

上書き保存するように僕は声に出して言います。

「○○駅行った」と僕が引き返すために降りた駅の駅名を言うと、母も「そう、○○駅に行ったね」と、答えてくれました。それを何度も繰り返すうちに、僕はだんだんと落ち着きます。

混乱している僕に必要なのは無視でも、お説教でもないのです。自分でも、脳の混乱のせいで困っているのだということが、ようやくわかってきました。

がんばりシール

昔、紙工作は、教えられてもできなかったのに、今は自分一人でもやれるのが、何だか嬉しいのです。

完成すると、作品に「がんばりシール」を貼るようになっています。最初はウサギを作り「がんばりシール」もウサギのシールを貼りました。しかし、次にカタツムリを作りましたが、カタツムリの「がんばりシール」が、見つかりません。

母に聞くと「がんばりシール」は、ごほうびなので色々な絵があり、どれを貼ってもいいと言うのです。

「好きなのを貼っていいよ」と母に言われて、僕は困ってしまいました。どうして困るのかといえば、好きなものというのは僕の気持ちだからです。自分の思いを人に伝えられない僕にとっては、好きなシールを取ることさえ大変です。

僕はとっさに、目についたパンダのシールを貼りました。母は「そうそう、直樹の好きなシールを貼ればいいんだよ」と言いました。きっと、僕の好きなのは、パンダのシールだと思い込んだでしょう。

こんなふうに、会話のできない自閉症の子は、勘違いされていくのかもしれません。

「自分の好きなシール」でも「どれでも好きなシール」でも、僕は選べないのです。そう言われたとたん、話せないときと同じように頭の中が真っ白になるからです。気持ちや考えを伝えようとするとこうなるのです。そのために、目に入ったものを選ぶことになります。それは、一番最初に目についたものとか、派手なものではありません。どちらかと言えば、たまたま目にしたものです。そこに僕の意思は存在しません。

側で様子を見ていた人が「パンダのシールが好きなんだ」「それでいいんだよ」などと言って、シールを選ぶこととパンダを結びつけたとします。すると、僕の中で、その選択がひとつの正解パターンになってしまうのです。

パターンを再現することならできるので、僕は同じような状況になれば、またパンダのシールを選ぶでしょう。しかし、それは、みんなのように楽しみながら選ぶことをやっている行為ではありません。

僕にとっては、自分のやるべきことがわからない不安より、パターンを再現することの方がずっと楽なので、それでもいいと思ってしまいますが、こんなふうに思考していることを知ってもらいたいです。

かっこいい服装

人はよく、服装に関して「かっこいい」という言葉をつかいますが、その意味が僕にはわかりません。

僕がシャツのボタンを全部とめていると「いちばん上は、とめない方がいい」とか、上着のファスナーをしていると「これは、はずして着るものだ」とアドバイスされます。そうした方が、かっこいいからだそうです。

僕は、ボタンやファスナーは、とめるために必要だからついているものだと判断します。それなのに、とめたり閉めたりしないのは、おかしいと感じるのです。

洋服は、サイズが合って、着心地が良ければ、それでいいと思います。服装について、人からどう見られているかも、あまり気にしません。

スポーツ選手や有名人の活躍に憧れることはありますが、芸能人の服装をうらやましく思うこともないので、僕はファッションに関心がないのかもしれません。不潔な服装や恥ずかしいかっこうは、社会人として気をつけなければいけませんが、服装選びは難しいです。

それは、自分の姿を気にする習慣がないからでしょう。

僕は鏡を見ても、どこを見ればいいのかわかりません。見るポイントを決めても、まず、そこを見ること自体が大変です。

鏡を見てもおかしいと気づけないうえ、直す前と直した後の違いが、それほど自分で認識できないのです。だから、外に出掛ける際には、外出用の服に着替える、帽子をかぶる、メガネを洗う、ベルトをしてシャツは中に入れるなど、いくつかルールを決めています。

かっこいい服装をアドバイスされたときは、その通りにするようにしていますが、ファッションが気になる人の生活も、それはそれで大変ではないかと思っています。

言葉をつかう難しさ

ヘルパーさんと外出した帰り、自宅まで送ってもらい「ありがとうございました」とお礼を言わなければいけない場面で、僕は「行ってらっしゃい」と言ってしまいました。ずっと練習しているのに、そんな簡単な言葉も、僕はいまだにつかえません。それほど話すことは、僕にとって難しいことなのです。

言い間違えたとき、僕の頭の中で起こっていることを説明します。

1、ヘルパーさんに挨拶をしようとする。

(僕の頭の中で「ありがとう」は挨拶のカテゴリーに入っています)

2、お礼を言いたいのに、言おうとすると頭の中が真っ白になる。

3、どうしたらいいのか、わからなくなる。

4、下を向くと、玄関にいるヘルパーさんの足元の靴が目に入る。
5、玄関で見た父の靴を思い出す。
6、父に「行ってらっしゃい」と言ったときの場面が頭に浮かぶ。
7、何か言わないといけなかったことを思い出す。
8、頭に浮かんだ言葉「行ってらっしゃい」が、口から出てしまう。

言葉をうまくつかえなかった僕の気持ちは、どうでしょう。

僕が言い間違えたと気づくのは、声に出して言った言葉を、自分の耳で聞いたときです。ですから、「行ってらっしゃい」と言った直後に気づきます。けれども、後の祭りという感じで、周りの人から指摘されたり、笑われたりしています。

こんなことさえわからないという周囲のあきらめや同情は、僕を余計に、みじめな気分にさせます。ただ、打ちひしがれるしかありません。

笑われることが一概に悪いこととは言えないでしょう。

笑いが場をなごませることを、みんなも知っていると思います。

笑いにも、バカにした笑いと、やさしさにあふれた笑いがあります。

僕たちは、できないことに傷つく以上に、周りの人の態度や気持ちで心が折れてしまいます。

どういう態度が当事者にとって良いのかは、人によって違いますが、年齢相応の対応を心掛けることも大切ではないでしょうか。

立ち入り禁止

僕は入ってはいけない場所の前に立ち、指をさしながら「立ち入り禁止」と大声を出すことがあります。花壇を見ると片足を上げながら「入ってはいけません」「お花、踏んじゃうよ」と言ってしまいます。

これは、そういった行為をしていいのかどうかわからないから、尋ねているのではなく、自分に言い聞かせているのです。

してはいけないということは、理解しています。しかし、興味のあるものが目に入ったり、興奮したりすると、行動のコントロールがきかなくなります。

そのために、僕は自分の脳に話しかけます。印象に残った言葉や場面を思い起こし、間違った行動をしないように誓うのです。他の人から見れば、滑稽に見えるかもしれませんが、これが僕の精一杯のやり方です。

僕は、言動のコントロールが上手にできないので、自分がやってしまったことは、どうしようもないというあきらめの気持ちで生きています。それについて弁解もできなければ、やり直すのも難しいからです。そのために、ずいぶん悲しい思いもしてきました。

しかし、普通の人も、起こってしまったことに対して、何度も繰り返し悩んでいるのを知り、人の言動というものは、いつも苦しみを伴うものだと気づきました。

後悔したとしても、自分を責めないでほしいのです。

どんな自分も自分なのだと許すことができれば、その時の自分を認めてあげられるような気がします。

正しくありたいと願う気持ちがある限り、人はそれほど間違った行為はしないのではないでしょうか。

ばんそうこう

僕は、けがをすると、すぐにばんそうこうを貼りたくなります。

そこが痛いからというより「ここをけがした」と確認するために、ばんそうこうを貼ることがあるのです。貼ると安心するのは、自分が痛いところを誰かにわかってもらえるからです。

いつも貼らないものを身体に貼るのは違和感があり、すぐにはがしてしまいますが、気になると、僕がけがをしたことを別の人にも教えたくて、はがした直後に、もう一度ばんそうこうを貼ることもあります。鼻の下に、にきびができたときにも貼るので、家族は大笑いします。

笑われて初めて、鼻の下にばんそうこうを貼るのはおかしいのだと気づきます。でも、すぐに忘れてしまうので、次に、にきびができたときには、また同じことをしてしまうのです。

「ここ、けがしちゃったよ」「あらあら大丈夫?」そんな風に心配してもらえるだけで、治ったような気になることはありませんか。

ばんそうこうを貼っていると、僕は必ず「どうしたの?」と声をかけてもらえました。

「困っているよ」そう言えない子供の数少ない自己表現のひとつが、ばんそうこうを貼ることだと思います。

ちいさな気づき〈4〉笑うこと

どれだけ大変でも、
笑っていられる人はすばらしいと思います。
それは、笑うということには、努力が必要だからです。
幸せそうに見えるところが、すごいのです。
きれいだったり、立派だったりすることは、
天性のものだったり、お金がかかったりします。
でも、笑うことは誰にでもできます。
誰にでもできることを、当たり前にする。
それが一番、難しいのではないでしょうか。

時々刻々

新学期

普通学級に在籍していた頃のことです。

二学期の始まりの日、僕はいつも不思議に思っていたことがあります。それはクラスメイトが、みんな恥ずかしそうに登校してくることです。

どうしてなのか母に聞くと「ずっと、会っていなかったから」と言います。

久しぶりに会うのが嬉しいという気持ちは、僕にもあります。しかし、なぜ恥ずかしいのかが、よくわかりません。クラスの中が以前の雰囲気に戻るまで、しばらくかかります。

僕は、みんなが照れている理由を、ずっと考えていました。

夏休みの間に、自分や友達が変わっていないか気になるのでしょうか。みんなは顔を見たり、おしゃべりをしたりしながら、だんだんと元の関係を取り戻していました。

僕が驚いたのは、クラスメイトのほとんどの人がそうだったこと、そして誰もそれがおかしいとは感じていないみたいで、必ず長期の休みの後には同じような雰囲気になることです。これは、とてもおもしろい現象だと思います。

僕は、時間の流れを意識できないので、一ヶ月以上の夏休みも、過去の一場面に過ぎません。しかし、出来事を順番に記憶できるみんなには、夏休み前の自分と後の自分を、つなぎ合わせるための時間が必要なのでしょう。

自分なりに理由がわかってからは、休みの後のみんなの様子を不自然に感じなくなりました。

ああ、またこの時期が来たと、僕も思うだけです。

誰と誰が仲良しだったのか、確かめるようにグループに分かれて集まるみんな。それを横目で見ながら、僕に対する接し方だけは、休みの前と後で、どの子も変わらないのを喜ぶべきか、悲しむべきか、考え込む僕でした。

時間に縛られる

母と姉が時間の使い方について話しているのを聞いて、気づいたことがあります。

それはゴールの時間を決めてから逆算して、今すべきことをその時間内に行うことです。

ゴールを設定して逆算することのメリットは、何にどのくらい時間を使えばいいのか、自分の行動を計画的に決められるということなのでしょう。

僕は、一日を分割して考えるのが苦手なのだと思います。訓練すればできるようになると思われるかもしれませんが、たぶん無理でしょう。スケジュールを立てられるようになっても、時間の管理ができるようになるわけではありません。

僕の記憶は、時間の区切りを強調すると、それでひとつの場面が完結してしまいます。スケジュールは、幅の違うピースをはめていくだけの長方形のパズルと同じではないかと考える人もいるかもしれません。けれども、それは違います。

たとえば、ヘルパーさんとお出掛けしたときに「○時にここを出ないと、△時までに家に帰れないよ」と教えてもらい、次からはその時刻を目安にすることはできます。でも、それは点結びのように、出発時刻が僕の記憶に刻まれただけです。お出掛け時間を配分して、出発時刻を決めたわけではありません。

僕は始まりの時刻は気にしますが、終わりの時刻を設定しないことの方が多いです。次の予定まで、時間に余裕を持たせたいからです。それでも、今やっている取り組みが、次の取り組みの開始時刻までに終わらなければ、予定を取り止めたり、開始時刻をずらしたりしています。時間を変更できるようになったので、点としての記憶でも、教えてくれる人がいれば、混乱せずに動けるようになってきました。

終わりの時刻まできっちりと決めていたら、一日のすべての時間がスケジュール化され、変更するには、場面としての時間を動かそうとするために、他の予定と取り換えることになります。それでは、自分の意思で時間を動かしたことにならないのです。

僕の脳は、いつも何かにはまりたがっています。そして一度はまると、迷路の中にいるように抜け出せなくなってしまいます。入るのは簡単なのに、自分の意思とは関係なく、歩き続けてしまう感じに似ています。やめたいのにやめられない。それが、時間に縛られている感覚につながっているのだと思います。

時間に縛られずに生きることは、僕にとって重要です。

学校の時間割だってあるし、普通の人もスケジュール帳を使いこなしているから、スケジュールは誰にとっても有効だと思われるかもしれません。

時間割など期間の決まっている一定時間内でのスケジュールなら、僕にもわかりやすいです。

時刻を書かずに順番だけならいいというわけでもありません。手順書と一日のスケジュールを同じもののように考えている人もいますが、僕には全く別のものだからです。

普通の人は、スケジュールを目安としてとらえられるので、そのつど柔軟に対応できるのでしょう。しかし、状況に合わせ判断し行動することができない僕は、自分をスケジュールに合わせることで疲れ果ててしまいます。行動をスケジュール化するということは、僕には苦痛そのものです。

スケジュールは、絶対に必要だという意見もあるでしょう。

たとえ、ほとんどの人に合う方法でも、合わない人というのは存在するはずです。それは、どのような世界でも同じだと思います。

自分なりにできることと、できないことを整理して、できないことはどうすればできるようになるのか、どんなふうに手伝ってもらえれば生きやすくなるのかを考えることは大切です。

自分で意見を伝えられない当事者は、療育を選ぶこともできません。言われるままに一生懸命やっても、結果がでないこともあるでしょう。それなのに療育でさえ、うまくいかなければ、親や子供のせいにされることがあります。

療育は本人のためになるものであって、本人や家族を追いつめるものであってはならないと考えています。そのためには人に頼り過ぎず、療育する人の価値観や信念に合ったものを選ぶことが大事ではないでしょうか。

その療育が合っているのかどうか、見極めることも必要です。

子供の健やかな成長を後押しすることができたのか、時間をかけて振り返ってみるべきだと思います。

今日やること

「朝起きたら、今日やることをまず考える」という話を聞いたことがあります。

僕の場合は、目が覚めて最初に気になるのは、6時に起きられたかどうかということです。だから、すぐに時計を見て、6時だと安心します。

もし6時を過ぎていたら、朝のお手伝いのどこで、つじつまを合わせるか必死に考えます。

今日の予定は、その後にカレンダーで確認します。特別な用事だけ書いてあるので、何もないときにはだいたい、いつも通りだとわかります。

僕が、この「だいたい」にゆとりを感じられるようになったのは、最近だと思います。それは、いつもと違う状況になっても、混乱することが減ったからではないでしょうか。昔は、いろいろ大変でした。

その日やることの順番が変わったり、急な用事が入ったりした際、予定を変更するのは嫌ではありませんが、予測しない事態になったとき、自分がどんな態度をとってしまうのかが心配なのです。人に迷惑をかけたり、自分が困って何かしでかしたりしないか、不安で仕方ありません。

僕は、じっとしているのが苦手です。仕方なく座っていても、すぐにうろうろしたくなるのです。何もしない状態に耐えられないからだと思います。

何かしている時間の方が落ち着くのです。

何もしなくていいなんて、楽などころか、僕には辛いだけの時間に感じてしまいます。それがなぜか、うまく説明できませんが、何かしていたときの方が心地いいからでしょう。

大地を駆け抜ける野生動物みたいに、僕の本能が動くことを望むのです。僕には、過去も未来も関係ありません。この瞬間だけが、僕を生かしてくれています。

今何もすることがないのは、永遠に何もすることがないのと同じ気分です。だから、とにかく動いてさえいれば、僕もみんなのような社会に必要な人間になれた気がして、安心なのかもしれません。それが勘違いだとわかっていても、僕の鼓動は動いているときに、より一層高まってしまうのです。

記憶

何かしている最中に別のことを始めると、それまでしていたことを忘れ、指摘されて思い出す人がいます。自分でも、どうして忘れるのか、わからないと言っていました。僕は途中で別のことをやっても、それまで自分がしていたお手伝いや遊びを忘れることはないです。そのときのお手伝いや遊びは、始まりから終わりまでが、僕にとって、ひとつの場面になっているからでしょう。

それまでしていたことを途中で忘れてしまう人でも、時間の流れは体感しているようですが、僕は時間の流れを意識できません。過去に起きた出来事のひとつひとつは、点のようにばらばらです。起きた出来事を順番に思い出すことが苦手なのです。

考えてみれば、僕の記憶の場面が終わる区切りがどこかは、あいまいです。

夜寝るまでとか、一時間おきとか、区切りに規則性があるわけではありません。

気持ちのうえで何か大きな出来事があったとき、そのことを中心として、元の感情に戻るまでが、ひとつの場面になっているような気もします。

それについて母に聞くと、母の場合は印象に残った思い出を、あらすじのような形で覚えていて、その中で自分がどう行動し、何を感じたか記憶していると言っていました。また、昔の記憶については、出来事のワンシーンだけ覚えているものもあるそうです。

人の記憶には、かなり個人差がありますが、それによって現在の行動までも影響を受けるのは興味深いです。記憶は自分の中でどう消化するかで、喜びにも苦しみにも変わるものなのかもしれません。

僕は、決められた仕事を忘れることはほとんどないのですが、それは記憶するのではなく、行動パターンに組み込むからでしょう。まるで、機械と同じです。だから、応用できないのです。

それぞれの自閉症者にとって、行動パターンに組み込みやすいものと、そうでないものがあると思います。その違いをマニュアル化するのは、難しいのではないでしょうか。

なぜなら、普通の人が自分に合った仕事を探すのと同じように、やってみなければわからないからです。

あまり決めつけず、いろいろなものに挑戦してみるのが大切でしょう。

ちいさな気づき〈5〉正しさ

光があたる人がいれば、
その陰で泣いている人もいます。
何が「正義」で、何が「悪」か、
簡単には決められないこともあります。
わかっているのは、
人間が愚かで賢い動物だということです。

創意工夫

おかずを取り分ける

僕はひとつのお皿に盛りつけられているおかずを、分けることができませんでした。「二人分に分けてね」と頼まれても、取り分けられなかったのです。

なぜ、できなかったのかというと、ふたつに分けるということが、ひとつのお皿の中身を、交互に入れることだと気づかなかったせいです。「1。1」「2。2」「3。3」と何度も練習して、初めて納得できました。

そして、練習を続けていくうちに、同じ数だけお皿に入れればいいのだと理解でき、数というより、見た目の量が同じであればいいこともわかりました。

そこまでいくと、分ける人数が増えても大丈夫です。

普通は、口で説明すれば、覚えられるのでしょう。または、取り分けている様子を見れば、それを真似して、自分でもできるようになるのだと思います。

僕は、できあがりのイメージは浮かんでも、どうやればそこにたどり着くのか、わからないのです。取り分けている様子を見ても、自分が同じことをやるという発想に結びつきません。

できるようになるまでには、実際に手取り足取り教えてもらい、何度も練習する中で、自分なりの気づきが必要です。

切ったり貼ったり

幼稚園のとき、はさみを使うことができるようになりました。どこに貼るのか教えてもらえれば、のりで貼ることもできるようになりました。

けれども、自分ひとりで作品を完成させることは、なかなかできませんでした。やり方を教えてもらっても、覚えるのが難しかったからです。

僕は、「この線を切って」と言われなければ、どこを切ればいいのかわからなかったし、「ここに貼って」と言われなければ、どこに貼ればいいのかわからなかったので、先生から手取り足取り教えてもらっていました。

みんながどんどん自分の力で、切ったり貼ったりして作品を完成しているのが、本当にうらやましかったです。

今僕は、幼児用の工作ワークなら、完成図を見て、自分で作ることができます。

四歳〜六歳くらいの子供でもできるものなので、自慢するようなことではないかもしれませんが、ひとりで作ることができて楽しいです。

昔は、こんなことができるようになるなんて思ってもいませんでした。

振り返ってみると十三年もかかりましたが、僕はようやく、幼稚園の頃うつむいていた僕に、こう言ってあげられます。

「君は、必ずできるようになるよ！」

「ちょっと待って」ということ

人はよく「ちょっと待って」と言います。

昔はこの言葉を聞くと、いらいらしていました。

それは「ちょっと」という時間が、どれくらいなのか、まるで見当がつかなかったからです。

実際、状況によって「ちょっと」の時間は、かなり違います。本当は、タイマーなど使うと良かったのかもしれませんが、僕はこだわりが強いので、それだと今度は、タイマーを使うこと自体が、こだわりになってしまいます。

では、今はどうしているのかというと、「ちょっと」と言われると、僕は自分なりのコミュニケーション方法で何時までか、相手に聞くようになりました。

午後3時までの約束で「ちょっと待って」と言われたら、僕は「3時5分になったら」という具合に、少し後の時刻を言います。「何時までですか？」「あと、どのくらいですか？」と質問できればいいのですが、それがとても難しいからです。

僕が時刻を言えば、相手の人は、どれくらい待てばいいのか質問しているのだと、大抵わかってくれますから、何時まで待てばいいか返事をくれます。その時刻までに間に合わなければ、僕は「3時15分になったら」と次の時刻を言います。

これは、自分が困らないように、僕が考えついたやり方です。

修正

予定していた時間がずれたり、行き先が急に変更になったりするようなとき、僕はワーワーと騒いでしまうことがあります。

僕には、気持ちに折り合いをつけるための時間が必要なのです。だから、騒ぐからと言って変更しなければ、気持ちに折り合いをつける練習をする機会を逃してしまうことになります。

見通しは、あった方がいいのかもしれませんが、僕は少しずつ、いつもと違うことにも慣れるべきだと考えています。

僕が気持ちに折り合いをつけるためには、段階を踏まなければなりません。このようなやり方は時間がかかりますが、僕はこれで良かったと今では思っています。

母は繰り返し辛抱強く、僕の行動を注意してくれます。

自閉症だからやってしまうことに対して、僕を責めたり、母が落ち込んだりすることは、ほとんどないです。僕の状態が悪くても、取り立てて気にしません。

母がいつも同じ態度で接してくれるおかげで、僕は明日こそ頑張ろうと思えるのです。そして自分でも、もっとよくなりたいと願うようになりました。

こだわりのせいで修正をこばむのは、自閉症だからなのかもしれません。それにどう対応するのか、いろいろな方法があると思いますが、僕は、自分が納得できるやり方でなければ満足できないのです。

無理なこと

干していた傘をたたもうとして、僕は困ってしまいました。それは、二ヶ所あるホックのひとつが、とまらなかったからです。いつもは、すぐにとまるので、だんだんいらいらしてきました。

僕は「お母さん、来る」と母を呼び、母にホックをとめてもらおうとしましたが、母がやっても、パチッととまりません。すると、母が「なんだ。ホックがさびているから、とまらないんだ」と言いました。いつもやれていることが、やれないのは、些細なことでも僕には大問題です。そのため、ホックをとめてほしいと、もう一度母に傘を渡しました。

母は、今度はさびたホックを指差して、少し大きな声で「見て、ホックはさびています。とめられません」と言いました。以前の僕なら、その説明を聞いても怒っていたかもしれません。でも僕は、それで納得してあきらめることができました。

忍耐力がついて、我慢ができるようになったからではないと思います。あきらめることができた一番の理由は、原因を聞けば、脳の回路が大丈夫だという指令を出してくれたからではないでしょうか。

僕の場合、これまでも状況の理解はしていましたが、感情が爆発するような状態だったのです。

僕が何か行動するときには、母は肯定的な短い文章ではっきり指示してくれるので、それも良かったと思います。

時間がかかっても、成長とともにできるようになることが、たくさんあります。すぐに結果が出ないからと言って、あきらめないでください。積み重ねの成果で、やれるようになることがあります。

成人してからの時間の方がはるかに長いことを、自覚しなければなりません。これは、僕自身に言い聞かせていることです。

なめなめ

小さい頃、僕は飴《あめ》をなめることができませんでした。すぐにガリガリ食べてしまっていたのです。噛むことが、どうすることかわかっていましたが、なめ続けるという意味が、わからなかったからです。飴は、なんて堅《かた》いお菓子だろうと思って食べていました。家族は、どうすれば僕が飴をなめることができるのか、困っていたと思います。

ある日、僕がいつものように飴を噛んで食べていると、母が「かみかみじゃないの、なめなめ」と言いました。

いつもは母の注意を聞き流していましたが、僕は「なめなめ」という言葉が、おかし過ぎてツボにはまり、その言葉をもう一度聞こうと、母をじっと見たのです。

すると、母の口の中から、噛んでいない飴が出てきました。母は、もう一度「なめなめ」と言って、僕になめている飴を見せてくれました。

こうして、僕は、飴をなめるという意味を理解することができたのです。

思いがけない出来事がきっかけで理解が進むことがあります。大事なのは、伝え続けることではないでしょうか。

買い物でお金を払う

お店で買い物をしてお金を払う際に、僕はすぐにお金を出せず、もたもたするときがあります。僕が不器用なせいですが、一番の原因は、金額通りに払おうとするからでしょう。

金額通りに払わなくても、おつりをもらえばいいことは知っています。けれども、レジの金額を見ると、その通りに支払うことで頭がいっぱいになるのです。

それなら、いつも千円札一枚出せばいいと思う人もいるでしょう。でも、それがパターンになってしまうと、僕はおつりをくれないと怒ったり、千円以上の買い物のときも、おつりをもらおうとしたりするかもしれません。

だから僕は、金額通りか、少し多めにお金を払う練習をしているのです。

本人に選ばせる

僕は本人に選ばせることが、大切だと思っています。

僕の物を選ぶときには、母は必ず「これとこれとこれの中で、どれがいい?」と、僕に聞いてくれます。そして、指をさすように言うのです。文字盤ポインティングで思いを伝えられるようになってからも、そうしてくれていました。その後、指をさして選んだものが、本当に僕の気持ちに添ったものかどうか、指筆談や文字盤ポインティングなどで、再度確認します。ですから二度、僕の気持ちを聞いていることになります。これは、ほんの少しの手間ですが、僕には重要なことでした。言動と内面がいつも同じとは限らない僕にとって、自分の意思通り気持ちを伝えられるようになるための練習になったからです。

これまで僕は、どうして自分の気持ちとは別のものを選択してしまうことがあるのか、疑問に思っていました。母は、僕に選択させることで、その理由を考える機会を、たくさんつくってくれたことになります。

僕が、自分の気持ちとは別のものを選択しているときには、気になるものに惹《ひ》きつけられたり、言葉につられたり、答えがパターン化したりしているのです。

選んでいるとき、僕は何も考えられません。

なぜなら「選んで」と言われて選択している際、僕はひとつを選ぶことに必死だからです。とにかく、どれかに決めなければいけないのです。普通は、選ぶ楽しさがあると思いますが、僕にはそんな余裕はありません。

僕は、気持ちを指筆談や文字盤で伝えられるようになったので、思いと違うものを選んでも、やり直せます。なぜ、気持ちとは違うものを選んでしまったのか、どうすればよかったのか考えることができます。自分の欲しかったものはどれか、もう一度、選択し直すことで、これが正しい答えだと、人に伝えられるのです。

指筆談や文字盤が使えない人も、順番を入れ替えたり、パターンにならないよう工夫すれば、選択したものが、本当にその人が望むものかどうか知ることができるのではないでしょうか。

周りの人が、これを選ぶはずだ、と先入観を持たないことも大切です。同じ人でも、気分によって違うものを選んだり、時期や年齢によって別のものを好きになるのは、普通でもよくあることです。選択させているつもりが、誘導になってしまっていないか、それにも注意すべきだと思います。

ちいさな気づき〈6〉言葉

言葉に傷つくとき、
人は、言われた言葉を繰り返し思い出し、
自分で自分を追い込んでいるのでしょう。
言葉は、ただの手段だと、
割り切ることも大事です。
言葉に込められた思いまで、
すべて受け取る必要はありません。

暗中模索

冷たいお風呂

冬、お風呂から上がった僕が、がたがた震えているのを見て、母がびっくりしていました。「もっと熱いお風呂に入った方がいいよ」と言われましたが、僕はすぐに水をたしてしまいます。

水が好きなのです。だから、つい浴槽に水を入れてしまいます。体が冷えていくことにも気づきません。

プールみたいな温度になると、体が水になじむような感覚になります。すると魚みたいに、昔から自分が水の中で暮らしていた生き物になったような気分になるのです。だからといって、気持ちが良くても、そんなに長くお風呂にいるわけにはいきません。少し残念な気もしますが、毎日お風呂に入ることは決まっているので、安心してお風呂場から出ることができます。

お風呂から上がったときも、寒いと感じているわけではないのです。「体が冷たい」「震えている」と指摘されて、自分がどうなっているのか、初めてわかります。

注意されても、またつい冷たいお風呂に入ってしまいますが、何度も教えてもらっているうちに、だんだんと、これはやらない方が身のためだ、と気づいていくのではないでしょうか。

なぜ、他人ごとのように言うのかと聞かれると、それくらいに考えていた方が、僕のストレスにならないからです。命に関わることや他人に迷惑をかけることでなければ、いつか気づくと思うくらいが、僕にはちょうどいいのです。そうでなければ僕の一日は問題点だらけで、生きること自体が辛くなります。

僕はどんな育てられ方をしたのかと、よく尋ねられますが、母は僕を観察することはありませんし、何に関してもおおざっぱです。

それが、いい子育てではないと思いますが、僕にはちょうど良かったのです。

やめられないこだわり

こだわりが消失するまで、僕には、ある程度の時間が必要です。こだわりを無理にやめようとしても、なかなかやめられません。

こだわりの中には、罰を与えても、無視しても、ごほうびをあげてもやめられないものがあるのではないでしょうか。

自分でも、やめたいと思っているのです。

こだわりを好きでやっている人もいるかもしれませんが、僕は、自閉症の人の多くは、やめることができなくて、苦しんでいるのだと考えています。

何をやってもやめられないこだわりには、僕の場合、時間をかけるしかありません。いつかきっとやめられると信じ、あきらめずに関わり続けてください。

それが、一生続くわけではありません。

ある日突然、つきものが落ちたように、こだわりがなくなることもあります。何年もどうしようもなかったこだわりが、やらなくても大丈夫になることがあります。なぜなのかは、僕にもよくわかりません。

悩んでいたこだわりがなくなると、とても楽になります。

やめられないこだわりがある人を、責め過ぎないでください。

やめてほしいから、注意するのは当然です。でも、人格を否定するような叱り方はしないでほしいのです。

こだわりの奴隷になって辛い思いをしているのは、その人自身です。

「人の気持ち」と「我慢」

自閉症者は、普通の人の気持ちが、わからないと言われますが、普通の人も自閉症者の気持ちを、よくわかっていないと思います。

人の気持ちがわからないということが、そんなに重要な問題なのだろうかと、考えることがあります。なぜなら、それ以上に大切なのは、自分の気持ちだからです。

何をしたいか、どう感じたか、今本当に幸せなのか、まずは、自分の心に問うべきではないでしょうか。それすら、わかっていない人に、人の気持ちを考える余裕がないのは当たり前だという気もします。自閉症者の中には、まだまだ自分で自分のことが整理できていない人もいるでしょう。

人の気持ちがわからない人ばかりではなく、わかろうとする気持ちの余裕がない人もいると思うのです。

僕は自分が、どうしなければいけないのかわかっていても、我慢できないときがあります。そんな僕を見て、辛抱が足りないという人もいるでしょう。我慢の度合いというものは、どうやってはかるものなのでしょう。

僕は感情のコントロールをするのが大変過ぎて、我慢できない自分が、すべて悪いのだろうかと考えることがあります。

我慢できない人の気持ちを、もう少しだけ想像してもらえないでしょうか。

自分でもどうしようもない苦悩を抱えながら生きている自閉症者がいます。

そんな自閉症者の救いは、一緒に頑張ろうと言ってくれる人たちの存在です。

「明日は、きっといい日になる」そう声をかけてくれたなら、運命を呪うことなく、素直な自分のままでいられそうな気がします。

亀のような歩み

毎日のように練習していることが、なかなかできるようにならないとき、僕は、まるで亀のような歩みだと感じます。こんなことは、誰にでもできることなのに、どうして僕にはできないのだろうと悲しくなります。

支援者が成果だけに注目しがちなのは、毎日やっていると、練習が当たり前になるからでしょう。けれども、練習している僕たちにとっては、当たり前ではありません。

支援者は「少しずつできるようになればいい」と言ってくれますが、それは、支援者がそう思っているだけで、練習している人たちは、すぐにでもできるようになりたいと考えているのではないでしょうか。

少しずつでいいのは、周りの人たちの方です。

少しずつしかできるようにならない人は、練習のたびに心の中で、ため息をついていると思うのです。どんな人だって、自分ができるようになっているかどうかくらいわかっているでしょう。

その子にとって、亀のような歩みで練習を続けていくのも大変です。無理のないペースの練習なら楽だろうと思わないでほしいのです。

亀にも亀の苦労があります。

居心地の良さ

自閉症者が自閉症だということを感じるのは、どのようなときか、人によって違うと思います。

僕は、家にいるとき、自分が自閉症だということをほとんど忘れています。けれども一歩外に出ると、さまざまな場面で、人との違いを認識せざるをえない状況になるのです。

それは、世間が厳しいからだという人もいるかもしれませんが、僕は、そうではないと考えています。たぶん自宅では、自分のペースで生活できているから、自閉症だということを忘れていられるのでしょう。

自分のペースと聞くと、わがままだとか、身勝手だと感じる人もいるかもしれませんが、僕のいう自分のペースとは、居心地の良さです。それは、だらだらしたり、さぼったりすることではなく、安心できる環境を指しています。

僕は、居心地に敏感です。いつも無作法で、うるさい僕みたいな人間は、そんなこと気にしていないと思われているかもしれません。

意味のない質問を何度もしたり、険悪なムードの中でも大声で笑ったりするたび、僕は胸の内でどうしようもない奴だとあきれ、落ち込んでいます。

人の居心地は悪くするくせに、自分の居心地は気になるのです。たぶん、自分で状況を変えることができないからでしょう。困ったときには一人になれる場所に行けばいいと指導されても、なかなかそれを自分から実行することはできません。

困るときというのは、突然やってきます。冷静になるために他の部屋を用意されても目の前にある場所さえ、はるかかなたの世界なのです。

好きなときや休憩時間にその部屋に行くことはできると思いますが、困ったときに自分から行けるくらいなら、助けてという合図も出せるはずです。

助けてが伝えられなくて、困っているのです。

助けてもらうためには、そんな思いをわかってくれる人がいなければなりません。

困っているのかどうか、見かけではわかりにくい僕のような自閉症者を助けてくれる人を、僕は待ち望んでいます。

居心地のよさは、自分ひとりの力ではつくれないものです。周りの人たちの配慮や思いやりのおかげで、自分のペースで生活できる環境があることに感謝しています。

障害者

人は精神のバランスをくずすと、いつもの自分ではなくなり、自分でもおかしくなったと感じるみたいです。

本人も自覚しているのが、僕には奇妙に見えます。なぜなら、おかしいのがわかっているのであれば、おかしくないように振る舞えばいいと思うからです。でも、それができないから、困っているのでしょう。

その感覚が、重度の自閉症者の状況に、少し似ているのかもしれません。

心と体は、つながっているように見えて、つながっていないのではないでしょうか。

僕は、障害者が特別な存在だとは思っていません。

障害者から何かを学べるという人もいますが、それは、いい意味での解釈だけではないと考えています。障害があってもなくても、心のきれいな人はいるし、そうでない人もいるのではないでしょうか。

障害者も、みんなと同じだということを、わかってもらうために、まずは障害者に対する幻想から取り除くべきだと思っています。障害者は天使でも悪魔でもなく、普通の人間なのです。

僕は障害の「害」の漢字をつかいたくないという方のお気持ちも、よくわかるつもりです。

しかし、漢字にこだわっていない人に対して、自分の意見を押し付けるのは、おかしいと思っています。なぜなら、このこだわりが、自分の意見は絶対に間違っていないという意思の表れだからです。そういう気持ちが、差別を生んでいるのではないでしょうか。

障害児の子育てには、たくさんの苦労があります。

僕は、子供を愛せない親が悪いのではなく、愛せないほど苦しい状況になってしまうこと、そのものが「悪い」と思っています。

親が、もしも子供に障害がなかったらと考えたとしても、別に悪いことではなく自然なことです。

僕自身、自分に障害がなかったら、どんな人生だったろうと、考えることがあります。今では、そう思うことについての罪悪感もなくなりました。それは、障害のない自分が僕にとって、単なる空想になったからだと思います。

普通である想像上の僕は、いつも笑っています。しかし、今の僕より幸せかどうかはわかりません。悩みのない人など、この世にはいないからです。

人に見られたくない

毛布をかぶったり、着ている服で顔を隠したりする自閉症者がいます。自分の姿を人に見られたくなくて、そうしている人もいるのではないでしょうか。

僕の場合は、部屋から逃げ出していました。自分が嫌でたまらなかったからです。人に、僕の姿を見られたくありませんでした。そんな気持ちは、なかなかわかってもらえないと思います。

この世から、消えてしまいたいのです。

死にたい気持ちとは、少し違います。世の中が、嫌になったのではなくて、自分のことが受け入れられないのです。

僕は、いつか誰かが自分を救い出してくれると信じていました。だから、それまで、どこかに隠れていたかったのでしょう。人が見えなければ、僕の姿は誰からも見られないような気がしていたからです。

人に見られても平気だと思えるようになったのは、ある程度障害の受容ができてからでした。

買い物や観光などに行くと、周りが知らない人だらけになります。僕は、この状況も苦手で、落ち着かなくなってしまいます。早く帰りたいとか、何をすればいいのかわからなくなるせいではありません。不安が余計大きくなり、迷惑をかけてしまうことへの恐れが増します。

これは、仕方ないことなのかもしれません。けれども、そうなることを怖がり、人混みを避けていては、どこにも行けなくなってしまいます。

練習するしかありません。それぞれ工夫が必要だと思いますが、あきらめず外に出て行きましょう。僕も頑張っています。

ちいさな気づき〈7〉

空を飛びたい

空を飛べたらいいなと、
誰もが一度は夢見たことがあるでしょう。
それは、大空を飛びたいというより、
すべてのものから解放されたいからではないでしょうか。
解放とは逃れることではなく、
取り込むことではないかと思うときがあります。
心のドアを開けることによって、
外の世界に一歩近づきます。
それを繰り返せば、いつか本当の自由を、
手に入れられるのかもしれません。

無我夢中

僕の思考

突然、にわか雨が降ってきたときのことです。
ザーッという音が聞こえると、母は外も見ないで「雨だ」と言い、洗濯物を取り込むためにベランダに走って行ったのです。僕は、母がしていることを、ぼーっと見ていました。その間に、考えていたことです。

ザーッという音が聞こえる。
この音は、何だろうと考える。
さっき、お母さんが雨と言ったから、雨なんだ。
窓の外を見る。
雨に見とれる。

（このとき音は、聞こえていない。無声映画の雨のクローズアップのシーンに似ている）

雨の音が聞こえてくる。

頭の中で、雨と音を結びつける。

これまで経験した雨と、今回の雨の共通点を見つけようとする。

自分の中で、共通点が見つかり安心する。

今日は晴れていたのに、どうして雨が降ったのだろうと不思議に思う。

（母のことは、頭にない。母が「急に降ってきたね」と二階から下りてくる）

母が洗濯物を入れるために、ベランダに行ったことを思い出す。

なぜ、お母さんは、すぐに雨だとわかったのだろう。

僕は人とコミュニケーションがとれるようになったので、疑問を解消することができます。そこで、自分と母の思考の違いに気づきます。しかし、人に聞くことができなければ自分は何もわからないのだと悲しい思いをして、胸を痛めるだけなのです。

音だけで、すぐに雨だとわかった理由を母に尋ねると、「あの音は雨の音だから。今日は、雨が降るかもしれないと天気予報で言っていたでしょう。雨が降ってきたら、すぐに洗濯物を入れるんだよ」と、教えてくれました。

僕は「朝、天気予報で、雨が降るかもって、言っていた」と言われると、それを思い出すことはできます。しかし、自分だけの力で思い出すことができないのです。

天気予報の場面を思い出せれば、気象予報士の言っていたことも頭に浮かび、なぜ雨が降ったのか何となく理解できますから、自分の中のもやもやが、少しすっきりします。難しいのは、音だけ聞いて雨だと判断することです。

僕にとって、雨の音というのは抽象的なイメージです。家族の声や電話の音、犬や猫の鳴き声などは比較的すぐにわかりますが、思い出すために時間がかかるものがあります。夏の初めにきくセミの声などがそうです。

聞いたことがあるという感覚は持っていますが、何かヒントがないと、そのものが浮かんでこないのです。思い出せたとしても、何度教えられても、雨から洗濯物を結びつけるのは不可能で、ただ雨に見とれてしまいます。

雨は特別です。思い出の中に雨が強く印象に残っているものがあるからです。雨を見ると、そのとき辛かった出来事がよみがえってきます。楽しかった日もあったはずなのに、なぜか思い出すのは悲しい場面ばかりです。そのために僕は、目の前で降っている雨と、記憶にうもれた雨を区別しなければなりません。雨の音から嫌な思い出がフラッシュバックするのを避けるためです。

僕の思考は、今しなければいけない行動より、自分の記憶を整理する方を優先してしまう特徴があります。

それをふまえた上で、どのようにすれば、みんなのように行動できるかを考える必要があると思っています。

絵本

僕は、時々ヘルパーさんと図書館に出かけます。そこでは、子供コーナーに座って絵本を読みます。

僕が図書館で読む絵本は、だいたい決まっています。小さい頃から、それほど変わっていません。何年も同じ本ばかり読むのは、知能が低いからではないと思っています。

僕は絵本を読んでいる間、さまざまな空想をしているのです。絵本の世界では、安心して自由に遊べます。

自閉症である僕が不安なく過ごせる場所は、現実の社会にはそれほどたくさんありません。水の流れや砂の感触、光の美しさ同様に、お気に入りの絵本には、僕の心を癒す心地よさがあると感じています。

小さい頃は、まったく絵本に興味がありませんでした。母が読み聞かせをしてくれても、すぐに逃げ回り、母を困らせていました。絵本というものは、言葉のわからなかった僕にとって、みんなのおしゃべりと一緒で、騒がしいだけのものでした。

単純そうに見えて、絵本は想像力を必要とします。どんな絵本を読んでも、僕が関心を示さなかったので、母はとても悩んだそうです。

そんな僕が、写真ならよく見ていることに気づき、母は家族写真をつかって、アルバム絵本を手作りしてくれました。写真の横に、短い文章を書いたものです。

僕は、これで絵本の意味を知りました。そこから、お気に入りの絵本が、少しずつ増えていったのです。絵本の中の主人公と僕の日常を、重ね合わせることができるようになったのだと思います。

自閉症者は人に関心がないとか、人の気持ちがわからないなどと言われますが、そうではないような気がします。

ある日、僕は急に母がいないのが気になり、家の中で母を探しました。母は二階にいたのですが、母が僕を探すことはあっても、何かしてほしいとき以外、僕が母を探すことはないので、母はびっくりしていました。

それまでは、僕が不安になって人を探すことなどありませんでした。僕はいつも、絵本の中のような自分だけの世界で生きていたからです。

自閉症者も人を思う優しい気持ちを持っていると思いますが、自分の見ている世界の登場人物が、自分ひとりだけなのです。まるで、絵本のページをめくるように毎日が過ぎていけば満足なのです。

母を心配した僕は、ようやく絵本の中から抜けだすことができたのでしょう。すぐにみんなのようにはなれませんが、少しずつ、僕なりの物語を綴っていきたいです。

「ただいま」「おかえり」

僕は「ただいま」「おかえり」という挨拶が、うまくできません。オウム返しになったり、反対の言葉を言ってしまったりすることがあります。それは「ただいま」と「おかえり」がセットになっている言葉だからです。僕が「ただいま」と言うと、すぐに「おかえり」という返事が返ってきます。そのため、このふたつの言葉は、同時に僕の記憶にインプットされます。

指示された行動をしなければいけないときには、以前経験した同じような行動を、僕は、頭の中で再生しなければなりません。テレビや映画の最後に出てくるエンドロールのように、ゆっくりとした流れで僕の脳裏に記憶が再生されます。その際、音声はついていません。だから僕は、どちらのセリフを言えばいいのか迷うのです。

僕は今でも、特別支援学校の授業のときにつかっていた言葉が、突然、口から出てしまうことがあります。「これから、作業を始めます」「これで、作業を終わります」などです。言いたいわけではなく、また、その時のことを思い出しているわけでもないのです。まるで、勝手に再生ボタンを押されたような感じで、自分ではコントロールできません。きっと、繰り返し練習した言葉なので、頭の中にインプットされてしまったのでしょう。

他の人が聞いても、何のことだかすぐにわからない言葉の中には、自分が言いたくて言う言葉もあります。好きな曲を歌いたい気分に似ています。このときは、自分でも話している自覚があるので、注意されるとやめられるときもあります。

僕が自分のことを理解するのに、長い時間がかかりました。

このように整理することで、努力すればよくなること、ならないことがあるのがわかります。叱られて、人からこうすればいいと教えられても、僕にはあまり意味のないことでした。

なぜできないのか、どうすればいいのかを自分で考えることは重要です。

これならできると思うことから取り組んでいけば、よりよい成長が期待できるのではないでしょうか。

気持ちとの戦い

やめようとしてやめられず、自分を責めるように機嫌が悪くなったとき、僕だったらこうしてほしいです。

文句を言い始めたら、取りあえず言わせてください。僕は、気持ちを収めるために、自分自身と戦っているので、その間は、いくら声かけしても無駄です。しばらくして落ち着いたら、いつも通りにしてもらえると、一番良いです。騒いだことを責めたり、罰を与えたりされると悲しいです。どう言葉かけをするかということより、一貫した態度をとってもらいたいのです。

自分の気持ちと戦っているときに見守ってほしい理由は、そのときに注意されると、注意が文句や怒りと結びついて、こだわりになることがあるからです。何とかして気持ちを収めようとしているのに、他の人の言葉が刺激になって、反応してしまいます。

僕は自分の気持ちと戦うだけなら、回を重ねるごとに、だんだんと気持ちを整理するのも早くなります。しかし、こだわりが加わると、そのこだわりを引き出すために、もっと怒ってしまうのです。

ルールをつくったら、それを守ることが大切ですが、ルールがその人のレベルに合っているかどうかは、もっと重要です。青年になれば、大げさに褒められても、特に嬉しいと感じない人もいると思います。

「こういうときは約束を守らなくていいよ」というのは、逆に混乱します。もしかしたらルールを決めても、状況によっては、守れないときがあるでしょう。あまりに苦しそうなら、ルールをやぶることを黙認することもあるかもしれません。

それは、守らなくていいのではなく、やむをえなかったのです。そんなときは責めずに「次は頑張ろう。応援しているよ」と言ってあげてください。できれば、いつも通りの態度でいてもらいたいです。

その人は、きっと、ルールを守れないのは自分が悪いからで、家族に迷惑をかけたと反省しています。

一度ルールを決めたからといって、長期にわたって同じルールを続けることにも問題が生じるのではないでしょうか。

ルールは守ることに価値があるのではなく、ルールによって生活の質を向上させることに意義があるのです。だから、ルールは年齢や状況に合わせて、そのつど変更すべきだと思っています。

門扉

僕は小さい頃、門扉にライオンの顔の飾りがついた錠前が好きで、散歩の途中で立ち止まってはながめていました。

僕がどうしてよその家の前で立ち止まるのか、母は最初、全然わからなかったみたいです。僕が逆さになっている門扉のライオンの顔を、まっすぐに直そうとしている様子を見て、気づいたと言っていました。

よそのお宅の門扉を勝手に触ってはいけないと叱られると、今度は自分の頭を下げ、下から見上げるようにして、ライオンの顔がなるべくまっすぐに見えるようにしました。

門扉のライオンに惹かれた理由が何だったのか、今となれば自分でもよくわかりません。たぶん、門扉にライオンがついているのが、おもしろかったのだと思います。

普通の子は、何かに興味があると、大人に尋ねたり、共感してもらったりしてその話題は完結し、すぐに他のことに関心がうつるのではないでしょうか。

当時の僕は人に聞くこともできなかったし、興味があることについては、時が止まったように気になったことが頭から離れなかったのだと思います。

自分の思いを側にいる人にわかってもらう。そんな何気ない関わりをくり返すことで、人は人としての価値観を共有し育っていくような気がします。

パズルの楽しさ

僕は、小さい頃からパズルが好きでした。最近は、インターネット上にある歴史人物の顔をつくるパズルのサイトにはまっています。

パズルの好きな自閉症の子は多いと思います。

僕がパズルをしているとき、ほとんど図柄は見ていません。ピースの形を見ています。ピースをひとつひとつ見比べると、みんな似ているようで、それぞれ少しずつ違います。

枠から先につくるということもしません。ピースを組み合わせることが楽しいので、最初から答えがわかってしまうようなもったいないことは、したくないからです。

パズルができあがっても、嬉しそうに見えないのは、ピースを組み合わせる遊びが、もうできなくなるからです。

パズルが完成すると裏返しにしてみます。これは、組み合わせた部分を裏側からも見るためです。そして、裏側の美しいパズルの曲線に見とれた後、またいつでもやれるよう、すぐにパズルをくずすのです。

パズルは、とてもおもしろいです。

ちいさな気づき〈8〉生きていける

どこかで誰かが、
自分を待っているような気がしたり、
世界の中心に立っているみたいなつもりになったり、
人間は本当に自分勝手で、
おもしろい動物です。
だから、弱くても、過酷な一生でも、
生きていけるのでしょう。

意思表示

わかってくれる人だけわかればいいということ

僕のコミュニケーションは、特別な方法です。たぶん、どうしてこんなことができるのか、今の科学で検証することは難しいでしょう。

僕の場合は、母が僕の手に触れなくてもポインティングできるようになったので、僕の思いだと信じてもらえるようになりましたが、今、同じようなコミュニケーション方法を練習している人たちの中には、隠れるようにしながら、練習を続けている人もいます。批判されるのを避けるためには、仕方ないことなのかもしれません。

僕は、だからといって、わかってくれる人だけわかればいいという考え方には反対です。それは、周りの人の言い訳ではないでしょうか。

当事者の中で、わかってくれる人だけわかればいいと思っている人などいません。もし、そういう人がいるなら、自分のためではなく、親や援助者のために、そう言っているだけでしょう。

僕がなぜ、ここまでできるようになったのか。

それは、母が一度も、わかってくれる人だけわかればいいと僕に言わなかったからです。どんなに大変でも、当事者はみんなにわかってもらうことが、ただひとつの願いだと思います。

誰かに何かを伝えたいとき、あなたならどうしますか?

僕は、自分の気持ちを伝えられなかった頃、しゃべれるようになりさえすれば、何でもわかってもらえると信じていました。しかし、そんなことはなかったのです。気持ちを伝えられるようになった今、逆に、本当に伝えたいことは、何度も祈るように心の中でつぶやくだけです。

言葉がすべてではないことを知りました。

けれど、気持ちが伝えられないことは、話せる人が考える以上に辛いという事実も、忘れないでいてもらいたいのです。

本当に話したい言葉

僕は、よくひとり言をつぶやいています。それは、意味不明な言葉も多いのですが、中にはコミュニケーションとして使っている単語もあります。

みんなは簡単に言葉を道具にしようとか、言葉のキャッチボールをする、などという表現を使いますが、そんなに単純なことではありません。

話せない人は、必死に言葉を探しているのです。

誰かに話したいと思うのは、どんなときでしょうか。

何かいいことがあったとき、悲しいことがあったとき、それとも、辛いことがあったときですか。

僕は、いつも自由に話ができるわけではありません。好きなときに話ができないのは、不便だし苦しいものです。

話すことができればいいのにと思うときが、普通の人と話せない人では、違うのではないでしょうか。

自閉症者の周りにいる人は、泣いている訳を知りたい、どうして理解できない行動をするのか、その理由を教えてもらいたいと望んでいるような気がします。

僕は、家族の誰かが落ち込んでいたら「どうしたの、大丈夫？」と声をかけてあげたいし、迷惑をかけたときには「ごめんなさい」と謝りたいのです。

そんなことでと思うかもしれませんが、本当に話したい言葉は、特別な理由や弁解以上に、さり気ない日常生活の中にこそあるのではないでしょうか。

何とかして相手の人と言葉を交わしたいという気持ちも必要です。

人と会話するようになって、僕は自分の言葉が、いかに相手の心を動かすのかということに驚きました。思いを伝え合うことの大部分を、人は言葉に頼っています。

自分の言葉を伝えたいなら、まずは相手の言葉を受けとめなければなりません。言葉のやりとりだけではなく、気持ちが通じ合うことが、コミュニケーションには大切なのでしょう。

相手の心を思いやることができるのは、人間だけです。それは、とてもすばらしい能力だと思います。

みんなの言っていること

僕は、みんなの言っていることを聞いています。なぜなら、聞こえてくるからです。

みんなは、自閉症が重度で会話もできないと、まるで本人がそこにいないかのように、好き勝手なことを言います。本人が、その言葉に反応しないからでしょう。何かを教えるときには、あれこれ伝えようと努力してくれます。伝わったと感じると大喜びします。

そのときの言葉がわかるなら、日頃聞いている言葉もわかっているかもしれないと、なぜ思えないのでしょう。

何かを教えようとしているとき、その人ができないのは言葉の理解ではなく、言葉を聞いて、どう行動すればいいかだとは思いませんか。本当に言葉がわからないのであれば、こんなことできるはずはないと考えたことはないですか。

僕は、自分の都合がいいように解釈している人が、大勢いるように思えて仕方ありません。

言葉を理解しているかどうかは、話せるかどうかとは、別の問題ではないのだろうかと考えることがあります。

聞いているようには見えない、指示通り動けないからといって、その人が言葉を理解していないと、決めつけていいのでしょうか。

検査結果だけではわからないことがあると思います。自閉症という障害がどのような障害か、まだまだ解明されてはいないのです。

頑張る

僕は「みんな頑張っている」という言葉を聞くと、少し嫌な気持ちになります。なぜなら「みんな頑張っている」は事実ではなく、「みんなが頑張っているように見える」が、正しい表現だと思うからです。

そう見えるのは、いいことです。でも、だからと言って、みんなが頑張っていると決めつけるのはどうでしょうか。

僕にとっては、人が頑張っているから、自分も頑張らなくてはいけないという発想が、不自然に思えるのです。頑張ることがいけないわけでも、頑張れない自分が悲しいわけでもありません。

頑張ることを他人と比べることが、おかしく感じるのです。みんなが頑張っているように見える人は、他人の努力を認められるすばらしい人です。もっと頑張りたいと思う人も、前向きで素敵な人なのではないでしょうか。

しかし、人間なのですから、頑張れないときもあるはずです。

頑張れないときがあっていいのです。頑張る基準は、自分の心が決めればいいと思います。


僕は人から「頑張って」と言われたときには、「ありがとう」と答えます。頑張れは、相手を励ましたいと思ったときにかける言葉だからです。

僕を応援してくれるエールをひと言で表現すると、頑張れなのでしょう。頑張れと言われて、その言葉が重いと感じる人もいると思いますが、それは頑張れない人ではないです。頑張れと言われた人が、どんなに苦しい思いをするか知っている、心のやさしい人です。

頑張れは、悪い言葉ではありません。けれども、言いたくない人や言われたくない人もいる、とても繊細な言葉だと、僕たちは知らなければなりません。

感謝の言葉

話せない人にとって「ありがとう」という気持ちは、簡単に伝えられるものではありません。

普通の人の中には、筆談や文字盤でコミュニケーションをとっている人が感謝の気持ちばかり発信することに対して、違和感を持たれる方もいるのではないでしょうか。

もちろん僕だって、文句を言いたいときもあります。けれども、自分の気持ちが伝えられる貴重な時間を、そんなつまらないことに使えません。

あなたが、もし、言葉の通じない外国で暮らしていて、そこですごくお世話になっている人がいたとします。この時間だけ、あなたの言葉を訳してあげると、通訳の人に言われたら何を話しますか。言葉が通じないことで経験した辛さや文句を言うでしょうか。いろいろな思いはあっても、好きな人には、一番に感謝の気持ちを伝えると思います。

限られた時間だから、そうなるのです。

次にいつ、自分の気持ちを伝えられるかわからない状況であれば、人は誰でもそうなると思います。自分が最も言いたいことを、真っ先に話すのではないでしょうか。

今の僕は、家族には言いたいことを言えるようになりました。それは、自分の思いをいつでも伝えられるという余裕があるから、できることなのです。

「ありがとう」という言葉の裏には、さまざまな思いがあるでしょう。それでも、感謝の言葉を伝えたいと考えたとき、その人の気持ちは、青空のように澄んでいると思うのです。

質問内容

外に出かけるとき、母から「手袋いる？　いらない？」と聞かれました。僕は、すぐに「いる」と答えてしまいましたが、本当はいらなかったのです。

昔は「いる？　いらない？」と聞かれると、後に聞こえた言葉が記憶に残り「いらない」と答えていました。

答える言葉を逆にして質問してもらったり、書いて質問してもらったりもしましたが、僕はいまだに気持ち通りのことを、すんなり言うことができません。

オウム返しのような返事が減っても、自分の気持ちを答えるのは難しいです。

言葉をつかうことによって、自分の欲しいものが手に入るのは、とても嬉しいことだと思います。

要求語は、限られたものや決まったものであれば、練習を積むことによって、言えるようになるのも可能ではないでしょうか。パターンで覚えられるうえ、欲しいものがすぐに手に入るなど、結果が目に見える形だからです。

しかし、質問には簡単に答えることはできません。

同じ質問をしているのに、どうして、何度練習しても答えられないのだろうと疑問に感じられるかもしれません。けれども、僕にとっては、同じではないのです。

きっと、普通の人たちの「同じ」という基準は、同じ質問をしているという質問内容だけしか注目していないのではないでしょうか。

僕が答えるためには、過去の記憶を再生して、似たような状況だったときのことを思い起こさなければならないのです。その場面でコミュニケーションとして成功した言葉をつかうためです。

けれど実際は、すべてが同じ状況であることなどありえません。その人が誰かというだけでなく、相手の服装や髪型、表情など、全部の記憶が同じでなければ、僕にとっては別の場面になってしまうからです。質問の文章、言い回しやタイミング、音程までもが関係してきます。

たとえば、ビデオやコマーシャルのようなものなら、僕の記憶の中で簡単に再生できます。また、習い事の教室などであれば、毎回状況が似ているので、いつもに比べて言葉が出やすいということになります。

自閉症で会話ができない人の中には、僕と同じような理由で、話すことに苦労している人がいると思います。

それでも、長い間練習することで、過去の場面と今の状況との共通点を、自分で見つけられるようになる人もいるのではないでしょうか。

周りがあきらめてしまうと、本人も意欲を失くし、話すことをやめてしまうかもしれません。

それでは、生きる気力さえも、奪ってしまうことになります。

コミュニケーションとは、その人の存在そのものです。周りから先にあきらめることだけは、しないでほしいのです。

ちいさな気づき〈9〉感謝

「感謝」で大切なのは、
まず、感謝できる状況にある自分に、
感謝することではないでしょうか。

人生行路

僕が話せなかった頃

筆談や文字盤ポインティングも知らず、話もできなかった頃、僕はとても孤独でした。人とコミュニケーションできないのが、どれだけ辛く悲しいことか、経験したことのない人には、一生わからないでしょう。

ひとりでもいいのです。自分のことを、わかってくれる人がいれば、人は希望を失わずに生きていくことができます。

話せる人たちの中で、僕がどんな気持ちだったかは、苦しいという言葉以外には思い浮かびません。

僕はいつも、どうして僕だけ話せないのだろうと、ずっと悩んでいました。自分が話せるようになる夢を、何度も見ました。

話せない人の周りにいる方たちは、こんな意見を聞きたくはないかもしれません。それでも、僕と同じような思いを抱えながら、生きている人がいることを、決して忘れないでほしいのです。

だからといって、話せない人が、必ずしも不幸だとは言えないでしょう。辛すぎる毎日を過ごす中で、自問自答を繰り返しながら、自分の生きる意味を探し、最終的には普通に生きている人たちよりも崇高な幸福にたどり着く人も多いと思うからです。

崇高とは、尊く気高いという意味です。

これが私なのだと胸を張り、一日一日を大切に送る。

人として立派な生き方とは、与えられた運命の中で、精一杯生き抜くことだと信じています。

失敗体験を積み重ねない

自閉症児で、持ち物を自分の戸棚に入れられない子供もいます。入れ間違ったあとで注意されても、自分ではみんなと同じ場所に入れているのに、どうして自分だけが怒られるのか、わからずに困っているのかもしれません。

間違う前に少し手伝ってあげて、その子が自分の戸棚に入れられるように、繰り返し教えるといいのではないでしょうか。入れる直前に、その子の名前や目印のシールを、一緒に確認してあげてください。

どうしてかというと、間違いもその子にとっては、一回の経験になってしまうため、何回やっても正解にたどりつけないことの繰り返しでは、失敗体験をするだけになってしまうからです。

普通の人は、失敗することによって学習できますが、成功体験を積み重ねることでしか覚えられない子供もいます。詳しく説明すればわかるだろうと考えても、それは無理です。

間違う場合のケースはたくさんありますが、正しい行動はひとつですから、そういった意味でも、正しい方法だけを教え続けてあげた方が理解しやすいと思います。

先生方は、できないことをできるようにしようと指導してくださいますが、毎日同じことで注意されるのは、子供にとっては辛い経験にしかなりません。友達の前なら、なおさらでしょう。子供の気持ちを傷つけないでほしいのです。

また、悪いことをしたときには、注意してください。そうしなければ、社会のルールを覚えられず、みんなに気にされることもなく、同情されて生きる人間になってしまいます。

注意されてもできないこともあるでしょう。しかし、今できないことが、これから先もできないことではないと思っています。

注意されるのが嫌だと感じている子供がいるとしたら、存在自体を否定されるような怒られ方をしたか、その子が悪者になってしまうような叱られ方をしたかではないでしょうか。

子供でも悪いことをすれば、注意されるのはわかっていると思います。中には注意されたことを、どうやって直せばいいのか、わからなくて悩んでいる子供もいるかもしれません。

未来に向かってまっすぐに伸びていきたいと、どの子もそう願っています。そんな気持ちを大事にしてあげてください。

褒められること

自己肯定感は、褒められることで、必ずしも得られるものではないと思います。

それは、褒められるのは人に評価されることであって、うまくいったかどうか、自分が感じる感覚とは別のものだからです。

褒めることが、本人のやる気につながるとか、自信になると考えている人もいますが、それがすべてのケースに当てはまるのかどうか、僕にはよくわかりません。

もちろん、小さな子供は褒められると喜ぶでしょう。また、たまに会う人なら、お世辞でも褒められれば嬉しいものです。

僕が特別支援学校に通っていた頃、些細なことにも大げさに反応する先生たちに、とても違和感を持ちました。色々な子供がいますから、そうすることが必要な生徒もいるでしょう。しかし、僕よりしっかりしている生徒にも、一様に同じような指導をしていることに驚いたのです。

保護者も同じです。些細なことや、普段できているようなことでも、みんなが僕たちを褒めてくれます。この世には悪人など存在しないかのように、誰もがやさしくいい人でした。

まるで、幼い子供しかいないような学校の雰囲気に、僕はだんだんと疲れてしまいました。

僕は特別支援学校の先生たちが、どんなに障害のある子供のことを思ってくださっているのか知っています。それは、とても有難いことです。

褒められるのは、嫌なことではありません。けれども、周りの人が考えているほど、障害のある子供は、本当に褒められることを望んでいるのでしょうか。

障害のある子供自身も、自分が普通の子供と違うことに気づいています。それぞれ辛いことを乗り越えながら、今を生きているのです。たとえ先生でも、そんな気持ちは当事者にしかわからないでしょう。

大人は、いいところを探して褒めてくれます。そうしてもらえれば、子供は自分が大切にされていることや、長所を再発見することができます。だからといって、いつも褒めなくてもいいと思うのです。

僕は、小さな子供が褒められるようなことで褒められるたび、自分には永遠に未来は訪れないような気分になりました。

教えてほしかったのは、障害のある僕がこの社会で生きる意味と、どうやれば自立できるかということです。

そんな難しいこと、わかるはずがないという人もいるでしょう。言葉にすれば難しくなりますが、言葉にできないだけで、みんなそう考えていると、僕は思っています。

障害のある子供たちは、いつまでたっても幼く見えるかもしれませんが、感性や思いは、日々成長しています。

その子にわかる言葉で、どう生きるべきかを教えてあげてください。

僕の考える支援

自閉症者は、こう支援すればいいと思い込んでいる人がいます。けれども、それが真実なら、自閉症という障害に対して悩んでいる人などいないのではないでしょうか。

やり方が間違っているとか、自分のところでは、みんな良くなっているという人もいます。それが本当なら、瞬く間に広まり、すべての自閉症者がその方法に取り組んでいるはずでしょう。

その支援で良くなる人がいるのは事実かもしれませんが、すべての自閉症者には当てはまらないことを、みんなが自覚するべきです。

僕が本で書いている内容も、すべての自閉症者に当てはまることではないと思います。

支援というと、みんなは何を手伝えばいいか、あるいはどんなふうに環境を整えればいいかと考えます。それも大切かもしれませんが、一番重要なことは、意欲を育てることだと思います。

持続力や忍耐力をさしているのではありません。明日も、療育や仕事に前向きに取り組もうと思える気持ちです。

すぐに成果の出るものだけが、いい支援とは限りません。その人にとって大事なのは、二十年後三十年後、自分らしく生きていられるかどうかではないでしょうか。

何かに挑戦する権利というものも、認めてあげてほしいのです。そうすることで、よりよい道が開けるかもしれません。

自分の支援が間違っていないのか、振り返ることのできる人はすばらしい人ではないでしょうか。

なぜなら、もし、支援者が、自分の言動に絶対の自信を持って当事者に関わるなら、何か思いがけないことが起きたとき、その原因が自分のせいだとは考えないからです。

振り返ってみてください。

障害者も人間なのです。その時々で、気分も状況も変わります。振り返ることで、見えることがあるのではないでしょうか。

僕にとって、いい支援とは、パニックを起こさずいつもの日課をこなすことではありません。

人によって違うかもしれませんが、当事者が望む支援と周りが望む支援とは、必ずしも一致しないのではないでしょうか。

マニュアル通りにいかないこともあると思います。

だからこそ、人なのです。

夢

僕は、昔、自分が普通の子供になった夢を、よく見ていました。

夢の中の僕は、みんなの中で、いつも笑っていて、楽しそうにおしゃべりしたり、冗談を言い合ったりしています。これまでの自分のことなんてすべて忘れ、もうひとりの僕が、この世に存在しているかのような感じなのです。

やがて目覚め、我に返ります。ここがどこだか、自分が何をしているのか、まるでわかりません。

夢であることを理解した瞬間、僕の目から大粒の涙が、こぼれ落ちていました。

夢は、時に残酷です。現実世界では決して実現できないことも、夢の中では簡単に叶うからです。

目覚めたとき、一瞬、夢か現実か迷うことはありませんか。ふたつの人生の岐路に立っているような感覚で、身動きできないのです。しかし、どれだけすばらしい夢でも、必ず最後には現実世界へと引き戻されます。

僕は、目をこすりながら、布団から起き上がります。

不思議なのは、夢の中の僕をうらやましく思いながらも、今の僕に戻れて、どこかでほっとしている気持ちがあることです。夢の中の僕が、本当の僕ではないことに気づいたからでしょう。

心の中に、障害者ではない自分への憧れがあったのかもしれませんが、それは、映画の主人公に憧れる幼い子供と同じです。

夢は、自分を見直すためのまぼろしで、僕の生きていく世界は、ここだけなのです。

どんな人になりたい

みなさんは、どんな人になりたいか、小さい頃聞かれたことがあると思います。けれども、障害のある子供は、そんな質問をされることは、ほとんどありません。

聞いても答えられないからというより、それを考えるのは、療育している親や支援者の役目だと思っているのではないでしょうか。

自分がどんな人になりたいかという憧れを抱きながら毎日を過ごすことは、大切だと思います。

仕事でなくても、構いません。大人になった姿を想像することが大事なのです。昨日と変わらないように見える明日の向こうに、未来はあります。

未来をつくるのは今日の自分です。

どんな人になりたいか聞いてあげてください。その子が将来を楽しみにできるよう、手伝ってあげてください。

子供は、未来を夢見ながら、のびのびと成長するのが自然な姿だと思います。こんな風に育って欲しいと願う親の気持ちもわかります。

将来というのは、遠いようですが、はるかかなたの先にある未来ではないのです。

明るい気持ちで毎日を送るためには、不安ばかりを押しつけず、大人になったら、こんないいことがあるよと、みんなで語り合う時間を持つことが大事だという気がします。

知るという学び

僕が大人になって、気づけて良かったと思うことのひとつが、誰の人生も大変だということです。それは、人を思いやれるからとか、優しい人に育ったからわかるようになるわけではなく、現実を知るという学びから理解が深まるのではないでしょうか。

障害があると、社会から隔離されたような状態になることも多いと思います。どうせわからないから、関心がなさそうだからと勝手に判断せず、世の中で起きている出来事を知る機会を与えてください。

人の苦しみにふれることも、人格形成に必要なことではないでしょうか。

楽しいことや好きなことだけに囲まれた生活は、一見幸せかもしれませんが、自分がいかに恵まれているかに気づくのも、その人の人生にとって大事なことだと考えています。

障害があるのに恵まれているなんて、おかしいと言う人もいるでしょう。

でも、恵まれているかどうかは、その人が感じる感覚だと思うのです。障害をなげきながら一生を送るより、自分が持っている幸せに目を向けて生きる方が、僕は健全だと思います。

ありのまま

僕たちにとっての「ありのまま」とは、何でしょう。

ありのままの自分を、人は受け入れてほしいと切望します。

けれど、生きづらさを抱えている人が「ありのままでいい」と言われたとしても、はたしてその人の思いにそったものなのでしょうか。

「ありのままでいい」と言ってもらえたとき、この言葉には、相手に対する思いやりの気持ちが込められています。だから、そう言われれば、ほっとするのも事実でしょう。

問題は、「ありのままでいい」という言葉にあるのではなく、相手がどういう意図で言ってくれたかということです。

ありのままのあなたで十分だという意味だとしたら、それを聞いて良かったと思う人と、こんな自分のまま終わりたくない、と思う人がいるでしょう。

ありのままでいいと受け入れることは簡単です。

大切なのは、「ありのままでいい」と言ってあげた後の言葉だと思います。

それによって言われた人の気持ちは、救われるのか、不安になるのか違ってくるような気がします。

世界にひとつだけの花

　僕は世界にひとつだけの花ではなく、世界にたくさん咲いている花になりたいと願っています。

「世界に一つだけの花」の曲が流行ったとき、みんなは自分だけの花を咲かせたいと思っていることを知りました。

「世界に一つだけの花」という言葉は、僕には悲しさを連想させます。世界にひとつだけしかないなんて、きれいでも、どんなに寂しいだろうと想像するからです。ひとつだけの花をいくらみんなが褒めてくれても、その花は嬉しいのだろうかと考えてしまうのです。

　花というのは、見てくれる人がいて初めて、その美しさに価値があるものですが、たんぽぽのように、世界中に仲間がいて、誰からも振り向かれないような花こそ、幸せなのではないでしょうか。

誰かがきっと振り向いてくれる、私は世界でいちばん美しいに違いないと夢見ている間が、実は本当の幸福ではないのだろうかと思っています。

ちいさな気づき〈10〉すばらしいお父さん

ダメな父親など、
いないと思います。
それは、ダメな子供がいないのと同じです。
自分のことを「ダメだ」と言っている限りは、
少なくとも、
いい父親になりたいという意欲がある、
すばらしいお父さんではないでしょうか。

一家団欒

苦しみ

僕は、みんなに迷惑をかけることもたびたびで、落ち込むこともあります。

どうしようもないくらい悲しい気持ちになっても、次の日には、いつも通りの毎日を送ることができているのは、心の傷が最小限ですんでいるからだと思っています。

何があっても翌日には、家族は何事もなかったかのように、接してくれます。

僕は、僕のことだけ心配していればいいのです。

それが、どんなに恵まれていた環境か、大人になって知りました。

自分の苦しさは、自分で乗り越えることができます。けれども、人の苦しさは、どうしてあげることもできないことの方が多いのです。

家族の笑い声を聞いていると、幸せな気持ちになります。それは、楽しい絵本を読んでいる気分と似ています。

ずっと遠くの出来事のようで、永遠に続く物語のようで、それでいて、淡いシャボン玉みたいにふわふわしているのです。

幸せな記憶というものは、小さい頃に聞いた子守歌と同じように、今でも僕の心を温めてくれます。

記憶の底に埋もれているはずなのに、なければ生きていけないくらい、大切なものなのです。

お母さんは太っ腹

僕の母は、太っ腹です。見かけは、普通のお母さんですが、でーんとしています。僕が傷ついたとしても、めそめそするわけでもなければ、取り乱すわけでもありません。ただ、僕の気持ちを淡々と受け止めてくれるだけです。だから、僕は何でも話せるのかもしれません。

母が一番頑張っているのは、おどけて家族を笑わせることです。僕や姉が大げさに褒められるのは、家族を笑わせるような、おもしろいことをやったときです。

お手伝いや勉強のときは、笑顔で「ありがとう」とか、「すごいね」と言うくらいです。でも、心を込めて言ってくれるので、僕は嬉しいです。

自閉症の子供は、幼い頃は親のこともわからないのではないか、という話を時々聞きます。僕も親のことを認識したのは、普通の子供より、遅かったのではないでしょうか。

そのために、親子関係がなかなか構築できないと考える方もいるかもしれませんが、僕はそうは思いません。親という意味がわからなくても、どれだけ愛情を注いでくれたかは、体に沁みこんでいるものだと感じるからです。

僕にとって、母は便利な人だったのかもしれませんが、成長するにつれて、僕のために尽くしてくれているのが、わかるようになりました。

愛情を注いでもらっているから、心は育つのです。

心が育ってから愛情を注ぐ、または、何もわからないから、愛情を受け取ってもらえないという理屈は、少し違うような気がします。

父のこと

僕が父について人前で話すことは、あまりありません。それは、父が会社員だからです。僕のことで、迷惑をかけては大変です。

父は母のように、いつも僕の側にいてくれたわけではないです。けれども、僕が現在、このように成長できたのは、父のおかげだと感謝しています。

みなさんは、父が僕に対して、どのような関わり方をしたのか気になるみたいですが、それほど特別なことをしてくれたわけではないように思います。

僕が父から学んだのは、社会には、さまざまな人がいることや、価値観は人それぞれだということですが、その中でも、教科書には決して書かれていないような物の見方や考え方だったのではないでしょうか。

僕の父親は、一家の大黒柱です。

世の中には、いろいろなお父さんがいます。

たとえば、子煩悩であっても、会社人間であっても、子供に無関心でも、病気でも、その子にとっては、世界で唯一の人です。

親から与えられたものは、愛情や楽しい思い出だけではないような気がします。共に生きていく中で、共感したり反発したりしながら、親と子は、絆を確かめ合うのでしょう。

それは、お金では決して買えない学びになるのではないでしょうか。

家族の一員

家族で楽しく団欒しているとき、僕もとても嬉しいです。

みんなの話題に入れないし、楽しいのか楽しくないのか、僕の態度や表情から、すぐにはわからないかもしれませんが、家族の様子を見ているだけでも幸せなのです。

家族の中に、自分の居場所があると感じるのは、家族が僕のちょっとした変化に気づいてくれたときです。

僕が、タイミングよく笑えたら「直樹にうけてるよ」と言ってくれたり、おやつを分けるとき「直樹は、どれがいいの？」と選ばせてくれたりすると、僕も家族の一員だと自覚できます。

ここに僕がいるということを、自分からアピールできない人もいます。そんな人の存在を認めてあげるのが、人権を守ることにつながると思います。

家族団欒の際、みんなと同じタイミングで笑えることがあります。そうなると、僕もご機嫌です。なぜなら、いつもは自然に自分の感情を表に出すのが難しいからです。

僕は、どこにでもいるような人に、憧れています。

常に誰かに面倒を見てもらわなければいけなかったり、じろじろ観察されたりする人の気持ちは、普通の人にはわからないでしょう。

家族は、家にいるとき、僕のことをあまり気にしません。

母と姉は、いつもふたりで、たわいもないおしゃべりをしています。家族は、それぞれの仕事や家事をしたり、テレビを見たりして過ごしています。家庭の中でなら、僕は普通の人になれます。それが、僕の心の安定につながっているような気がするのです。

家庭で、自分が特別扱いされていると感じたことがないのは、僕にとって、自尊心をなくさないために大事なことだったと思います。

家庭の中で、僕だけ大切にされた記憶も、悲しい思いをした記憶もありません。それは、家族の一員として、普通に育てられたということではないでしょうか。社会の中で、特別扱いされたくないという僕の思いは、こんなところから芽生えてきたのかもしれません。

兄弟を平等に育てることは難しいと言われています。

兄弟は同じ対応をしてもらいたいわけではなく、同じくらい愛された実感がほしいのではないでしょうか。僕が姉より大切にされたとしても、されなかったとしても、家庭に不満を持ったと思います。

家庭に居場所と役割があることで、自分が王様でもなければ、じゃま者でもないとわかるのです。

人は、家庭の中での当たり前を、社会の中でも実現したいと望むのではないでしょうか。

姉弟

僕は、よく姉の部屋に遊びに行きます。姉から追い出されたことは、ありません。二人で何か会話するわけではないのですが、僕は姉の部屋で二人きりで過ごす時間が好きです。

部屋で姉は、机で勉強しているか、雑誌を読んでいることが多いです。僕は、床に座って絵本を見たり、数字の玩具で遊んだりしています。

ただ一緒にいるだけですが、ひとりでいるよりずっと楽しいです。それは、僕の居場所が、そこにちゃんとあるからです。自分の存在を否定されず、特別扱いされない僕の居場所が、姉の部屋にあることが嬉しいのです。

僕は両親から姉と同じように愛されていると感じています。

姉は、僕の鏡です。

姉が家族に不満を持っているなら、僕にとっても家庭は居心地のいい場所ではないからです。誰かの犠牲の上に成り立つ幸せは、本当の幸せではありません。それが、自分にとって大事な人であるなら、なおさらです。

僕が母と一緒に過ごす時間が長くても、姉は僕をうらやましがったりしません。僕が、毎日母と遊んでいるのではないことを知っているからです。

みんなそれぞれの役割を分担し、自分に課せられた試練に立ち向かっています。

僕の家庭も、いろいろ問題を抱えています。ひとりひとりを見れば、それほど立派な人間とは言えません。けれども、今、姉や僕が「家が一番いい」と思えるのは、とても幸せなことだと感じています。

母の日

僕は、初めて母の日に、自分でカーネーションを買ってあげることができました。

ヘルパーさんとの外出の際、スーパーマーケットでカーネーションを売っていることに気づいた僕は、母にカーネーションを買ってあげたいと思いました。

しかし、それをヘルパーさんに言えません。僕が、自分の思いを言葉や態度で、うまく人に伝えられないからです。

でも、今回は何とか「カーネーション、買う」と話すことができたのです。

ヘルパーさんも、とても驚いていました。

どうやって、僕が言えたのか。

まず、今見たカーネーションの映像を頭の中で再生し、その映像が何かを相手に伝えます。こうして「カーネーション」という言葉を、口に出して言うことができました。

次に、自分が何をしているのか考えます。すると『歩く、見る、考える』などの単語が浮かんできました。スーパーにいるということで『買う』という言葉も思いついたのです。この状況であれば、『カーネーション』と一番合う単語は『買う』という動詞です。そこまで考えて、ようやくこれだと思い当たりました。

「カーネーション、買う」

僕は自分の気持ちを、言葉で表現できたのです。

帰宅して、カーネーションを渡すと、母は、すごく喜んでくれました。

買い物は、ヘルパーさんに手伝ってもらえないとできませんが、自分から買うことを伝えられて、本当に良かったです。

僕は、いつもこうして話ができるわけではないです。けれど、せっぱつまったときに、このような方法で言えることがあります。

母の日に、カーネーションをプレゼントするのは、僕の夢でした。
部屋の中で、赤いカーネーションが、僕の気持ちを代弁してくれています。

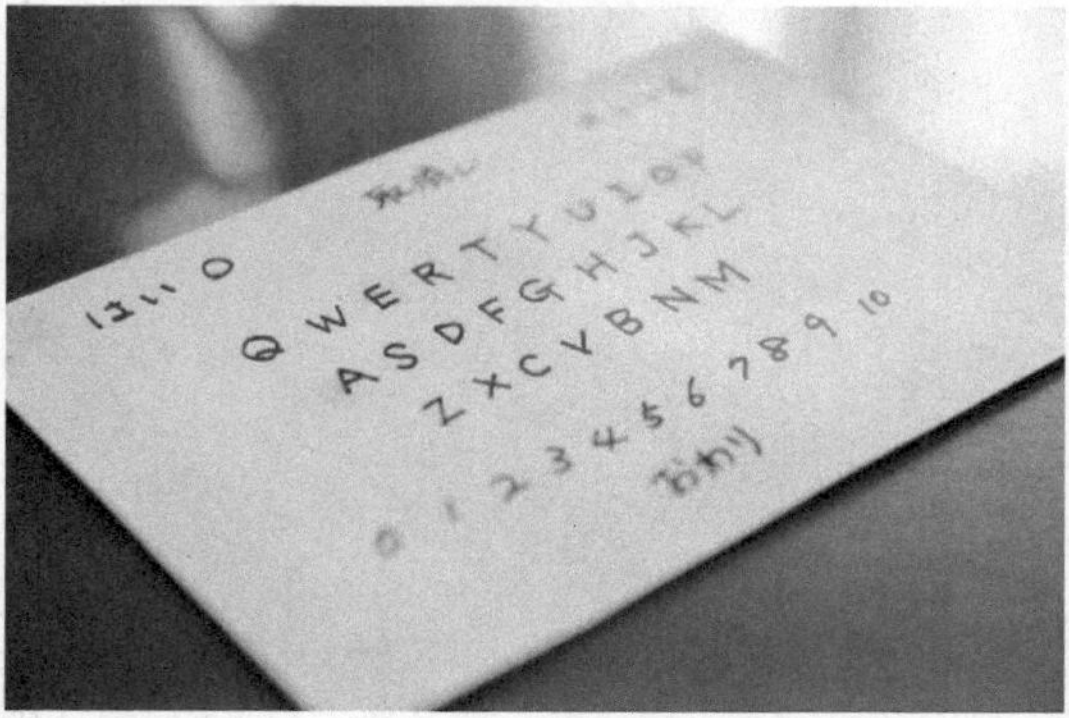
はい
ASDFGHJKL
ZXCVBNM
0 1 2 3 4 5 6 7 8 9 10
おわり

文庫版あとがき

僕は、自閉症という障害を抱えています。

普通の人との違いが苦しくて、小さい頃は、いつも隠れる場所を探していたような気がします。けれど、そんな場所はどこにもなく、逃げても、逃げても僕を苦しめる現実から逃れることなどできませんでした。十代の半ばくらいに、自閉症である自分を否定するのはやめようと決心してからは、寂しさよりも、喜びに目を向けられるようになったと思います。自閉症であることが悪いわけではない、僕は、僕らしく生きていくことを決心しました。

僕が話せなかったのは、何もわかっていないからではなく、話そうとすると頭の中が真っ白になり、言葉が消えてしまうためでした。筆談や指筆談（援助者の手の平に人差し指を使って文字を書く）を経験した後、僕は手を持つなどの介助を受けずに、「文字盤ポインティング」という方法で、自分の気持ちや考えを伝えられるようになりました。文字盤ポインティングとは、画用紙に書かれたパソコンのキーボードと同じ配列のアルファベットを、ローマ字打ちで一文字ずつ指し、言葉を綴る方法です。何年もの間こうして練習を続けた結果、僕は頭の中から消えてしまう言葉を、繋ぎ止められるようになったのです。

本のタイトルに使っている「七転び八起き」という言葉は、何度失敗しても、あきらめずに立ち上がることのたとえです。

落ち込んで、絶望して、もうどうにもならないとあきらめても、次の日はやって来ます。生きるためには、自分自身を励まし続け、明日に希望を見い出さなくてはなりません。

世の中には転んだまま身動きできず、苦しんでいる人もいます。

もがき苦しむ人の背中を押してあげられるのは、ささいなやさしさであったり、さり気ない人の言葉だったりするのではないでしょうか。

僕が、この本で伝えたかったのは、転んでいるように見える人にも、たくさんの学びはあるということです。失敗や挫折から、人はさまざまな経験をします。つらかった過去も悲しい思い出も、今の自分を形作っている一部だといえるでしょう。

転んで、起き上がって、また転ぶ。何が、いけなかったのだろうと思い悩む。その道のりが、人間としての成長に繋がるのではないでしょうか。

行動を言葉で整理することで、客観視できることがあります。解決策が見つからなくても、なぜ、そのような行動をしたのか、周りの人にわかってもらえれば、心は思いの外、元気になります。

巻末には「まばゆいほどの宝石でつくられた椅子」という短い物語も掲載しています。あなたにとっての真実とは何でしょう。そんな問いかけをした作品です。この本が、生き辛さを抱えた人たちの思いに少しでも寄り添えたなら、僕は幸せです。

二〇一九年九月

東田直樹

特別付録
掌編

まばゆいほどの宝石でつくられた椅子

そこにあったのは、まばゆいほどの宝石でつくられた一脚の椅子でした。

この椅子に座れるのは誰?

みんな座りたいはずなのに、自分から、この椅子に座ろうとする人はいませんでした。

「この椅子に座るだけの資格はないよ」

「私の椅子じゃないから」

「見てるだけで充分」

さまざまな理由をつけ、みんなが遠慮します。座らないことが当たり前、誰もがそんな風に思っていました。

椅子は椅子ではなく、飾り物のような存在になりました。

誰も座らないなら、自分も座らなくていいや。

だんだんと座りたいという気持ちもなくなってしまいました。まばゆいほどの宝石でつくられた一脚の椅子は、まばゆいほどの宝石でつくられた、ひとつの飾り物になったのです。みんな座らないのですから、ある意味平等といえるでしょう。椅子は一脚しかないのですから、これでいいのです。

そう思っていた矢先、誰かがこの椅子に座ったことが判明しました。座るところが汚れていたのです。さあ、大変。

「どうして、こんなことになったの」

「座るのを我慢してたのに」

「犯人を見つけなくちゃ」

みんなは怒りました。

結局、誰が座ったのか、わかりませんでしたが、この椅子が大事に思われていることを改めて知る機会となり、みんなの絆は深まりました。

もう誰も、この椅子に座らないことを誓おう。椅子はきれいに磨かれ、椅子の前にはロープが張られました。みんなで注意しなければいけない。もう誰も、この椅子を汚さないように。

それなのに、椅子は跡形もなく消えてしまったのです。みんなはがっかりしました。

「一度は座ってみたかった」

「見ているだけでも幸せだったよ」

「もう戻って来ないね」

まばゆいほどの宝石でつくられた一脚の椅子は、こうして姿を消しました。

みんなの心には、後悔だけが残りました。

「もっと、大事にすべきだった」

「みんなで順番に座ればよかったのに」

「鍵のついた倉庫に入れなかったからだ」

まばゆいほどの宝石でつくられた一脚の椅子は、伝説の椅子になりました。

みんなは、この椅子が、どんなに美しかったか語り継ぎました。子どもたちは、自分たちもひと目見たかったと悔しがりました。もう、見つかるはずなどないと、あきらめていた時、突然、この椅子が発見されたのです。

街中大騒ぎ。

「すごいぞ、すごい。これこそ、奇跡だ」

みんなは、涙をこぼして喜びました。

椅子のために、立派な美術館が建てられました。椅子は、ガラスのケースに入れられ、二十四時間、警備の人が監視することになりました。

けれど、残念なことに、この椅子は、本物のまばゆいほどの宝石でつくられた一脚の椅子ではありませんでした。まばゆいほどの宝石でつくられた椅子が、どんな椅子だったのか、誰もちゃんと覚えてはいなかったのです。

偽物の椅子は、それからも大事に展示されましたが、宝石でつくられた椅子ではなかったので、やがて、くち果て、おんぼろの椅子になってしまいました。みんなは、「おかしいなあ……」と思いましたが、誰も口に出しては言えませんでした。

美術館に飾られた椅子の下には、『まばゆいほどの宝石でつくられた一脚の椅子』というタイトルが掲げられ、展示され続けました。

子どもたちは、この椅子を見るたび、「『まばゆいほどの宝石』って、汚い色だなあ」と思いましたが、大人が椅子の前で手を合わせている様子を見て、この色が『まばゆいほどの宝石』の色なのだと学習しました。

ところが、子どもたちが大人になった頃、本物のまばゆいほどの宝石でつくられた椅子が、深い森の中で見つかったのです。

「何だかぴかぴか光ってまぶしい椅子だ。でも、まだ使えそうだから、公園の隅にでも置いておこう」

みんなは、森の中に捨てられていた椅子なんて、おんぼろだなあと思ったので、この椅子を『おんぼろの椅子』と呼ぶようになりました。

みんなは、嬉しい時、悲しい時、この『おんぼろの椅子』に座りました。この椅子に座ると、不思議と気持ちが楽になりました。喜びは倍に、悲しみは半分になったのです。

こうして、『おんぼろの椅子』は、色あせることもなく、公園の片隅で、末永く大勢の人の人生に寄り添ったのでした。

本書は二〇一五年六月に小社より刊行された単行本を
加筆・修正のうえ文庫化したものです。

自閉症《じへいしょう》の僕《ぼく》の七転《ななころ》び八起《やお》き

東田直樹《ひがしだなおき》

令和元年 10月25日　初版発行
令和6年 12月10日　3版発行

発行者●山下直久

発行●株式会社KADOKAWA
〒102-8177　東京都千代田区富士見2-13-3
電話　0570-002-301（ナビダイヤル）

角川文庫 21853

印刷所●株式会社KADOKAWA
製本所●株式会社KADOKAWA

表紙画●和田三造

●お問い合わせ
https://www.kadokawa.co.jp/（「お問い合わせ」へお進みください）
※内容によっては、お答えできない場合があります。
※サポートは日本国内のみとさせていただきます。
※Japanese text only

ISBN 978-4-04-108747-3　C0195

角川文庫発刊に際して

角川源義

第二次世界大戦の敗北は、軍事力の敗北であった以上に、私たちの若い文化力の敗退であった。私たちの文化が戦争に対して如何に無力であり、単なるあだ花に過ぎなかったかを、私たちは身を以て体験し痛感した。西洋近代文化の摂取にとって、明治以後八十年の歳月は決して短かすぎたとは言えない。にもかかわらず、近代文化の伝統を確立し、自由な批判と柔軟な良識に富む文化層として自らを形成することに私たちは失敗して来た。そしてこれは、各層への文化の普及滲透を任務とする出版人の責任でもあった。

一九四五年以来、私たちは再び振出しに戻り、第一歩から踏み出すことを余儀なくされた。これは大きな不幸ではあるが、反面、これまでの混沌・未熟・歪曲の中にあった我が国の文化に秩序と確たる基礎を齎らすためには絶好の機会でもある。角川書店は、このような祖国の文化的危機にあたり、微力をも顧みず再建の礎石たるべき抱負と決意とをもって出発したが、ここに創立以来の念願を果すべく角川文庫を発刊する。これまで刊行されたあらゆる全集叢書文庫類の長所と短所とを検討し、古今東西の不朽の典籍を、良心的編集のもとに、廉価に、そして書架にふさわしい美本として、多くのひとびとに提供しようとする。しかし私たちは徒らに百科全書的な知識のジレッタントを作ることを目的とせず、あくまで祖国の文化に秩序と再建への道を示し、この文庫を角川書店の栄ある事業として、今後永久に継続発展せしめ、学芸と教養との殿堂として大成せんことを期したい。多くの読書子の愛情ある忠言と支持とによって、この希望と抱負とを完遂せしめられんことを願う。

一九四九年五月三日